# ManualPráticode Acupuntura

**Dados Internacionais de Catalogação na Publicação (CIP)**
**(Câmara Brasileira do Livro, SP, Brasil)**

Kim, Choo H.
Manual prático de acupuntura : vasos extraordinários e pontos extras / Choo H. Kim. -- 11. ed. -- Pilar do Sul, SP : Ed. do Autor, 2021.

ISBN 978-65-00-29795-9

1. Acupuntura 2. Medicina chinesa tradicional I. Título.

21-79143 CDD-615.892
NLM-WB-369

**Índices para catálogo sistemático:**

1. Acupuntura : Medicina tradicional chinesa 615.892

Aline Graziele Benitez - Bibliotecária - CRB-1/3129

# Manual Prático de Acupuntura

**11ª edição atualizada**

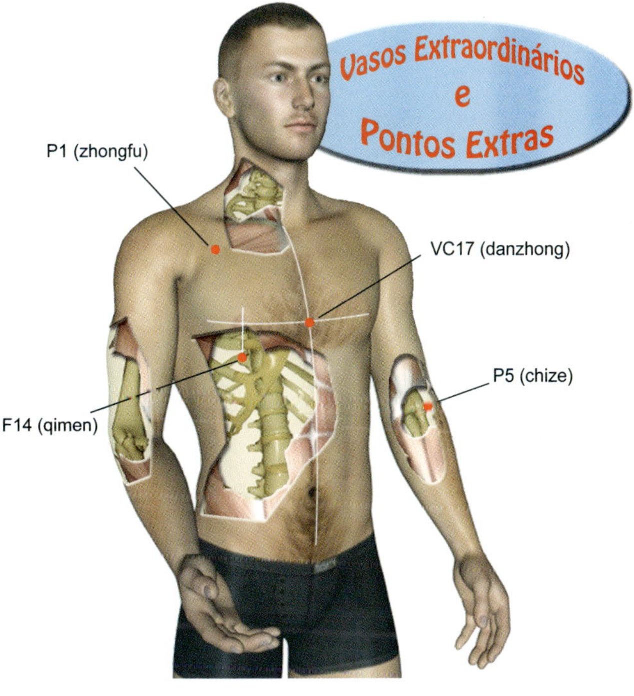


**Choo H. Kim**

**11ª edição - 2021**

**Ilustrações**
Choo H. Kim

**Diagramação**
Choo H. Kim



## AVISO

Este livro não tem por objetivo em ensinar a acupuntura mas, apenas auxiliar os praticantes. Portanto, não substitui outras literaturas que preparam os profissionais a se habilitarem como acupunturistas.

O autor não se responsabiliza pelo mal uso deste livro e nem pelos resultados mal sucedidos nos tratamentos realizados com auxilio deste livro. Todos os profissionais que utilizarem este livro deverá estar ciente das precauções de segurança ao tratar dos pacientes.

Também, o autor não é responsável pelos erros e omissões no conteúdo deste livro. Os usuários deste livro são inteiramente responsáveis pelos atos realizados mesmo que tenham se auxiliados nas informações contidas neste livro.

# Prefácio

Para ser um bom acupunturista, deve-se conhecer bem as funções de cada ponto de acupuntura e também, suas localizações. Por essa razão, atualmente encontramos inúmeros livros de localização de pontos para auxiliar os acupunturistas. No entanto, a maioria desses livros são grandes e pesados para serem carregados junto com todo o kit de acupuntura.

Na prática clínica, muitas vezes necessitamos de um pequeno e simples manual, somente para relembrar os pontos que desejamos utilizar. Isto porque, na grande maioria das vezes, o acupunturista já conhece as funções dos pontos mas, tem dúvida quanto a sua localização ou vice versa.

Este Manual Prático de Acupuntura foi elaborado para auxiliar os acupunturistas desde os iniciantes até os experientes. Além de todos os 361 pontos de 14 meridianos, foram incluídos os principais pontos extras e os oito vasos extraordinários. Todos eles foram sinalizados com a maior precisão possível no modelo de anatomia humana em 3D. E também, foram colocadas as principais funções de cada ponto.

Espero que este pequeno manual seja de grande ajuda para os acupunturistas.

**Choo H. Kim**

***Formação superior em Terapia Manual Mioarticular***
***Bacharel em Quiropraxia***
***Especializado em acupuntura coreana***
***Pós-graduado em acupuntura chinesa***

***www.koryocenter.com.br***

# Sumário

# Medidas

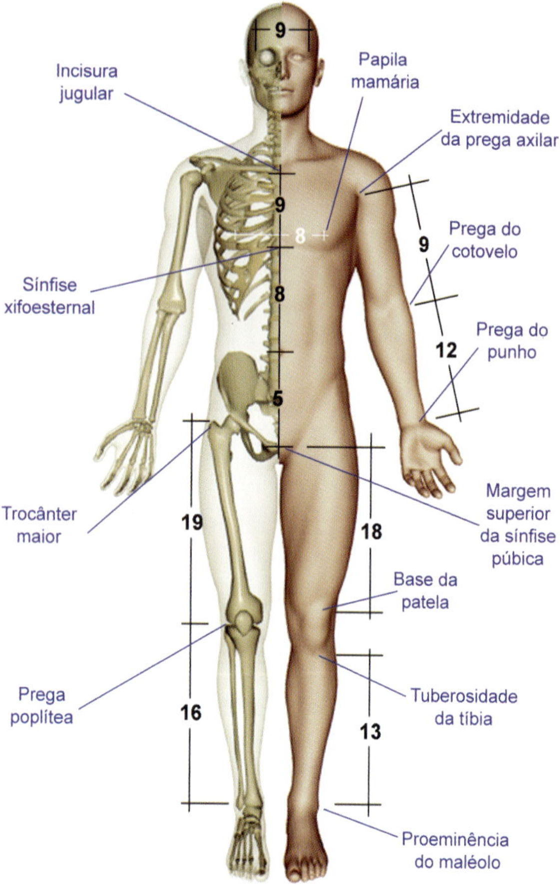


▪ Todas as medidas em CUN

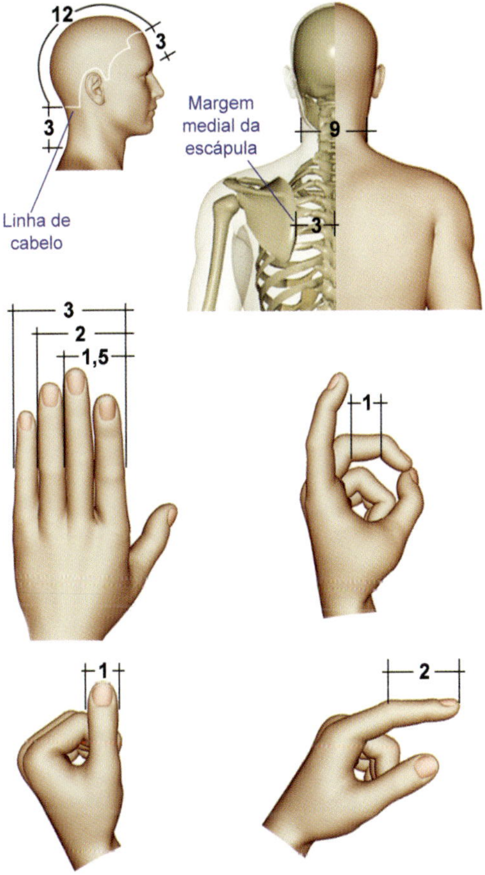


▪ Todas as medidas em CUN

# Cinco elementos

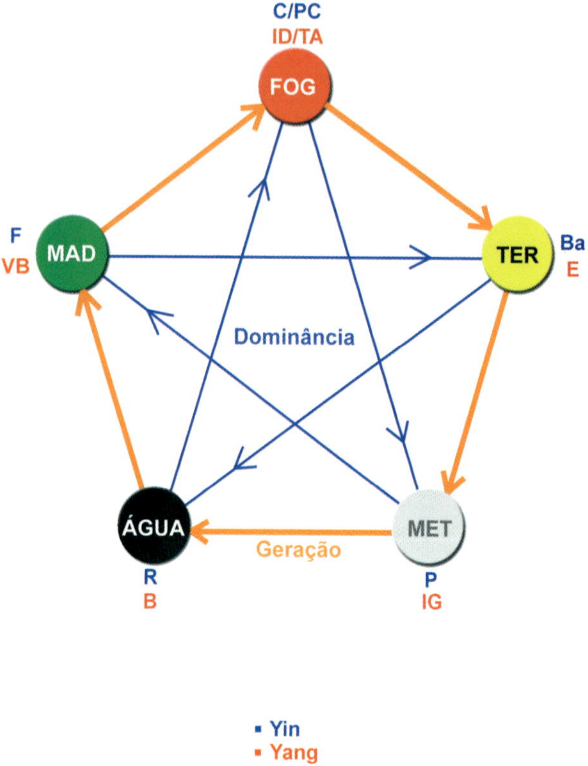

| MADEIRA | FOGO | TERRA | METAL | ÁGUA |
|---|---|---|---|---|
| Fíg. / Ves. Bil. | Cor(PC) / ID(TA) | Baço / Est. | Pul. / Int. Grosso | Rim / Bexiga |
| Vento | Calor | Umidade | Secura | Frio |
| Primavera | Verão | Transição | Outono | Inverno |
| Olhos | Língua | Boca | Nariz | Orelha |
| Tendão | Vasos | Músculo | Pele / Pelo | Osso |
| Raiva | Alegria | Preocupação | Tristeza | Medo |
| Gritar | Rir | Cantar | Suspirar | Gemer |
| Ácido | Amargo | Doce | Picante | Salgado |
| Germinação | Desenvolvimento | Transformação | Amadurecimento | Armazenamento |

# Relógio orgânico

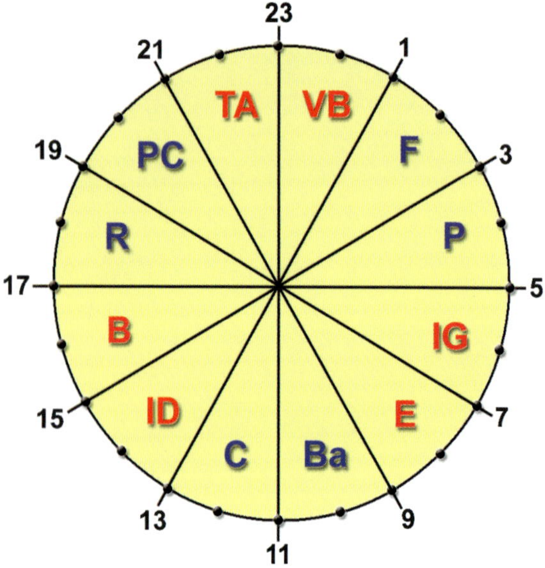


A cada duas horas, ocorre a concentração máxima de energia em determinado meridiano.

- Yin
- Yang

| HUI<br>Pontos Influentes | |
|---|---|
| Órgãos | F13 |
| Vísceras | VC12 |
| Qi | VC17 |
| Sangue (xue) | B17 |
| Tendões | VB34 |
| Vasos sanguíneos | P9 |
| Ossos | B11 |
| Medula óssea | VB39 |

| Vasos extraordinários | |
|---|---|
| Chong Mai | BP4 / PC6 |
| Yin Wei Mai | PC6 / BP4 |
| Du Mai | ID3 / B62 |
| Yang Qiao Mai | B62 / ID3 |
| Dai Mai | VB41 / TA5 |
| Yang Wei Mai | TA5 / VB41 |
| Ren Mai | P7 / R6 |
| Yin Qiao Mai | R6 / P7 |

| HE<br>Pontos Mar | |
|---|---|
| Int. Grosso | E37 |
| Trip. Aquecedor | B39 |
| Int. Delgado | E39 |
| Estômago | E36 |
| Vesícula Biliar | VB34 |
| Bexiga | B40 |

## SHU ANTIGO

| YIN | MADEIRA | FOGO | TERRA | METAL | ÁGUA |
|---|---|---|---|---|---|
| Pulmão | P11 | P10 | P9 | P8 | P5 |
| Pericárdio | PC9 | PC8 | PC7 | PC5 | PC3 |
| Coração | C9 | C8 | C7 | C4 | C3 |
| Baço | BP1 | BP2 | BP3 | BP5 | BP9 |
| Fígado | F1 | F2 | F3 | F4 | F8 |
| Rim | R1 | R2 | R3 | R7 | R10 |
| **YANG** | **METAL** | **ÁGUA** | **MADEIRA** | **FOGO** | **TERRA** |
| Int. Grosso | IG1 | IG2 | IG3 | IG5 | IG11 |
| Trip. Aquecedor | TA1 | TA2 | TA3 | TA6 | TA10 |
| Int. Delgado | ID1 | ID2 | ID3 | ID5 | ID8 |
| Estômago | E45 | E44 | E43 | E41 | E36 |
| Ves. Biliar | VB44 | VB43 | VB41 | VB38 | VB34 |
| Bexiga | B67 | B66 | B65 | B60 | B40 |

# TONIFICAÇÃO / SEDAÇÃO / YUAN / LUO / XI

| Pontos / Meridianos | TONIF. | SEDAÇÃO | FONTE (YUAN) | CONEXÃO (LUO) | FENDA (XI) |
|---|---|---|---|---|---|
| Pulmão | P9 | P5 | P9 | P7 | P6 |
| Pericárdio | PC9 | PC7 | PC7 | PC6 | PC4 |
| Coração | C9 | C7 | C7 | C5 | C6 |
| Baço | BP2 | BP5 | BP3 | BP4 | BP8 |
| Fígado | F8 | F2 | F3 | F5 | F6 |
| Rim | R7 | R1 | R3 | R4 | R5 |
| Int. Grosso | IG11 | IG2 | IG4 | IG6 | IG7 |
| Trip. Aquecedor | TA3 | TA10 | TA4 | TA5 | TA7 |
| Int. Delgado | ID3 | ID8 | ID4 | ID7 | ID6 |
| Estômago | E41 | E45 | E42 | E40 | E34 |
| Ves. Biliar | VB43 | VB38 | VB40 | VB37 | VB36 |
| Bexiga | B67 | B65 | B64 | B58 | B63 |

# Shu dorsais

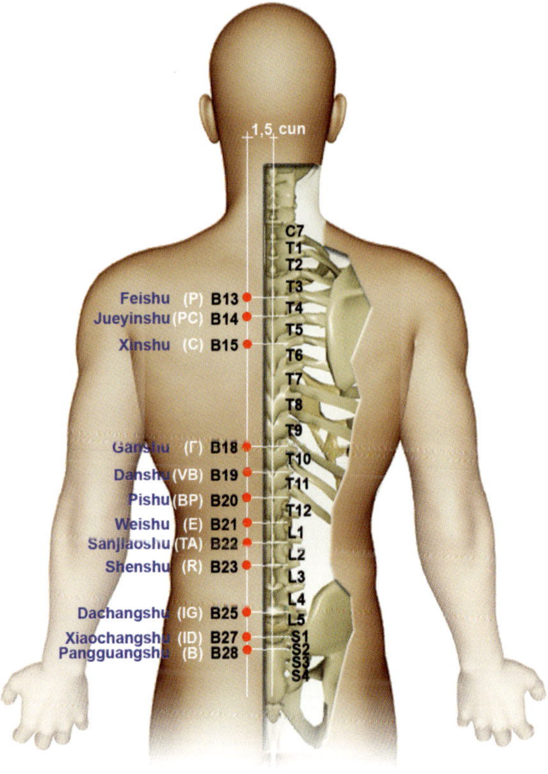

1,5 cun
C7
T1
T2
T3
T4
T5
T6
T7
T8
T9
T10
T11
T12
L1
L2
L3
L4
L5
S1
S2
S3
S4
Feishu (P) B13
Jueyinshu (PC) B14
Xinshu (C) B15
Ganshu (F) B18
Danshu (VB) B19
Pishu (BP) B20
Weishu (E) B21
Sanjiaoshu (TA) B22
Shenshu (R) B23
Dachangshu (IG) B25
Xiaochangshu (ID) B27
Pangguangshu (B) B28

# Pulso

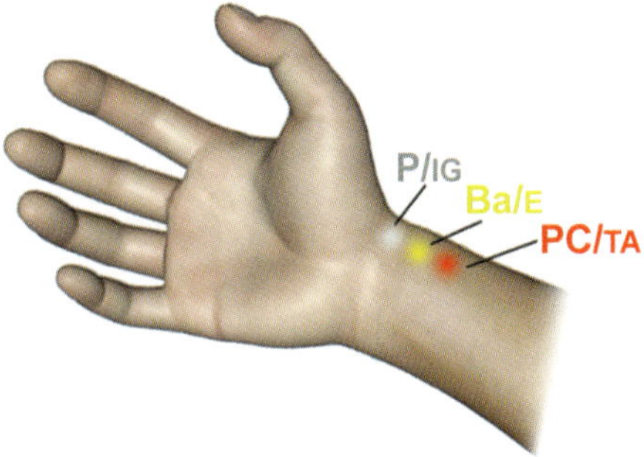


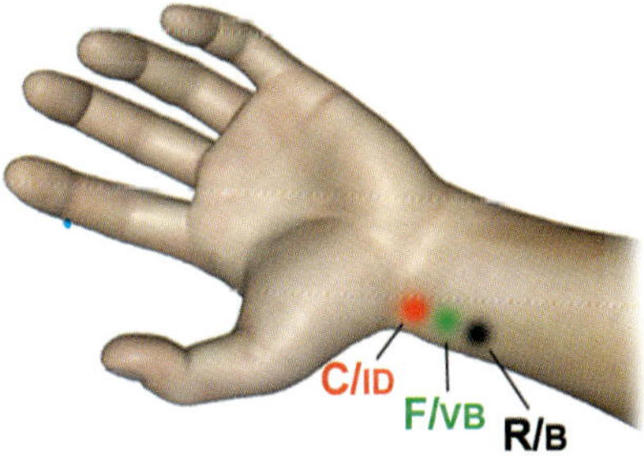

# Pulmão

**Yin**

**Metal**

**3-5 h**

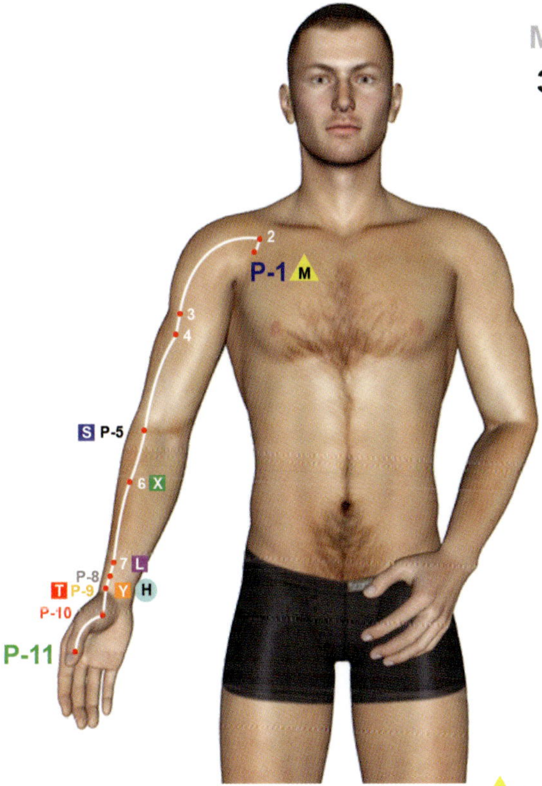


M Mu

H Hui

Y Yuan

L Luo

X Xi

S Sedação

T Tonificação

# P

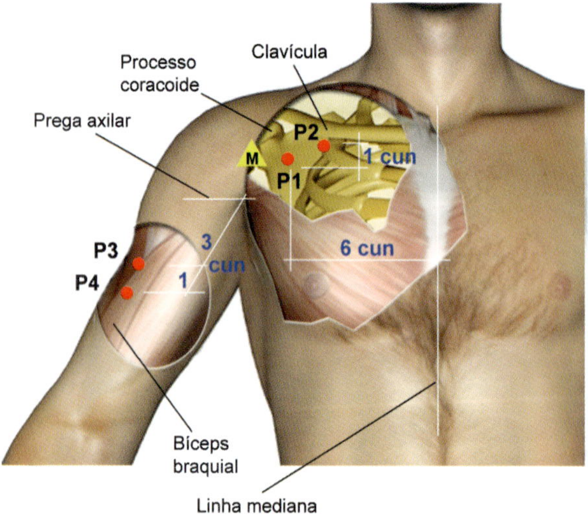



T Tonificação S Sedação M Mu H Hui Y Yuan L Luo X Xi

**P1 (zhongfu)** 6 cun laterais da linha mediana. Próximo ao processo coracoide. Cerca de 1cun abaixo de P2.

**Indicação** Dor no ombro. Doenças pulmonares, asma, bronquite. M

**P2 (yunmen)** Logo abaixo da linha mediana da clavícula.

**Indicação** Elimina o calor do pulmão. Tosse, falta de ar, doenças pulmonares, pressão no tórax.

**P3 (tianfu)** 3 cun da prega axilar, lateral do músculo bíceps.

**Indicação** Elimina o calor do pulmão.Tosse, falta de ar, dor no braço. Sonolência, esquecimento, tristeza.

**P4 (xiabai)** Lateral do músculo bíceps, 1 cun abaixo de P3.

**Indicação** Elimina o calor do pulmão. Falta de ar, pressão no tórax, doenças pulmonares, taquicardia.

# P

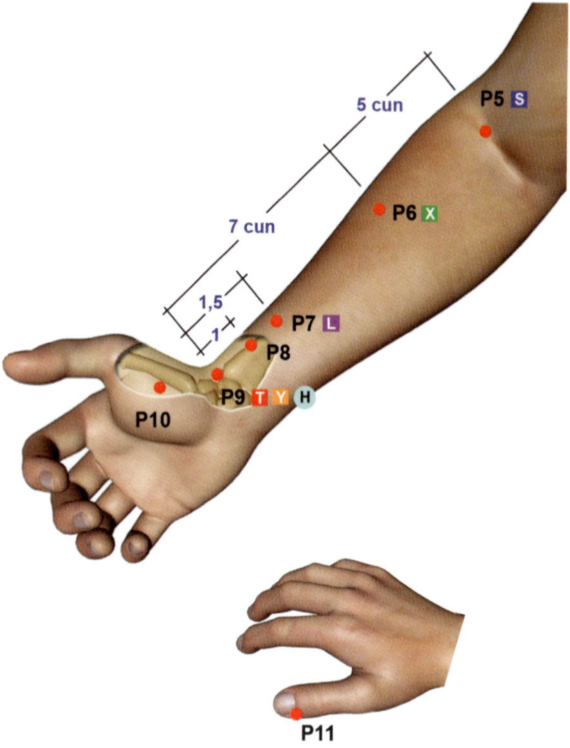




T Tonificação S Sedação M Mu H Hui Y Yuan L Luo X Xi

**P5 (chize)** Lateral do tendão do bíceps na dobra do cotovelo.

**Indicação** Tosse, bronquite, doenças respiratórias, falta de ar. S

**P6 (kongzui)** 7 cun acima da prega do punho.

**Indicação** Tosse, falta de ar, asma, dor de garganta, rouquidão de voz. X

**P7 (lieque)** 1,5 cun acima da prega do punho. Entre músc. braquiorradial e o músc. abdutor longo do polegar.

**Indicação** Dor na nuca, problema cervical, tosse, falta de ar. L

**P8 (jingqu)** 1 cun acima da prega do punho. Lateral à artéria radial.

**Indicação** Febre sem transpiração, tosse, falta de ar, asma, dor no tórax.

**P9 (taiyuan)** Lado radial na prega do punho.

**Indicação** Doenças pulmonares, tosse, falta de ar, dor no tórax. T Y H

**P10 (yuji)** No centro do osso 1° metacarpal, lado palmar.

**Indicação** Diminui calor do pulmão. Garganta seca, laringite, faringite, asma, bronquite, dor de garganta.

**P11 (shaoshang)** 0,1 cun radial do leito ungueal do polegar.

**Indicação** Elimina o calor. Perda de consciência, resfriado com febre, tosse, amigdalite, falta de ar, dor de garganta.

# Intestino Grosso

Yang

Metal

5-7 h

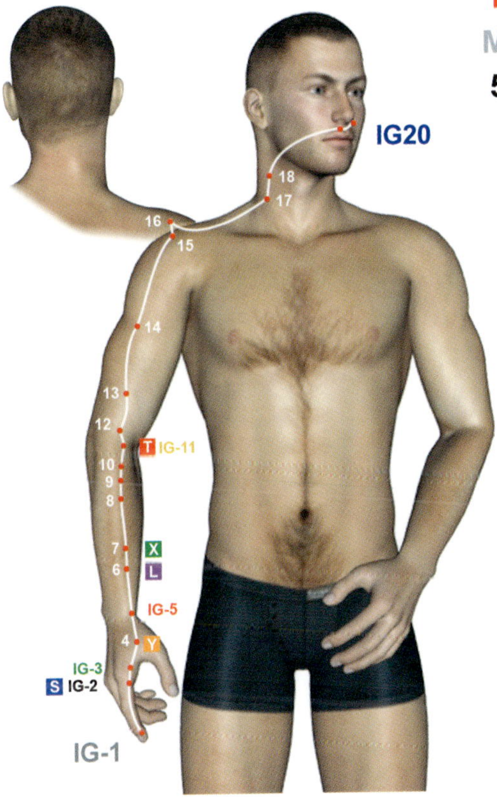


S Sedação
T Tonificação
Y Yua
L Luo
X Xi

# IG

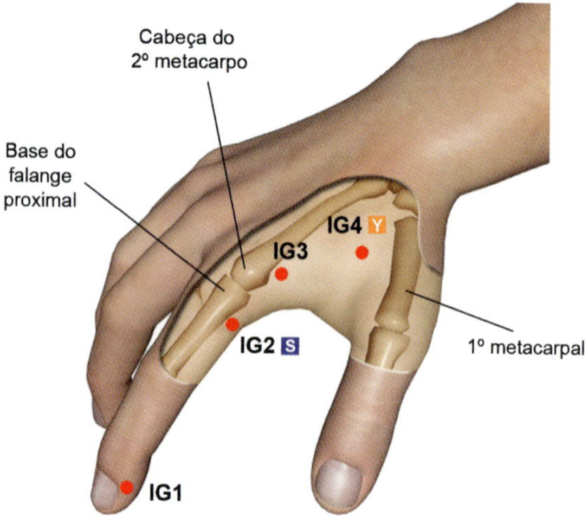




T Tonificação S Sedação M Mu H Hui Y Yuan L Luo X Xi

**IG1 (shangyang)** 0,1 cun radial do leito ungueal do indicador.

**Indicação** Zumbido no ouvido, visão turva. Dores: de dente, na nuca, no ombro (fossa supraclavicular).

**IG2 (erjian)** No lado radial do indicador na depressão entre o corpo e a base do falange proximal.

**Indicação** Retira o calor do IG. Febre, bursite no ombro, constipação, dor abdominal. S

**IG3 (sanjian)** No lado radial do indicador na depressão entre o corpo e a cabeça do metacarpo.

**Indicação** Expulsa o vento e o calor. Febre, dores: de garganta, de dente, de olho. Diarreia de frio e umidade.

**IG4 (hegu)** No lado radial, entre o 1º e o 2º osso metacarpal.

**Indicação** Ponto de analgesia, elimina vento-calor, resfriado com febre, problemas da face, facilita o parto.
Dores: garganta, dente, olho, cabeça. Y

# IG

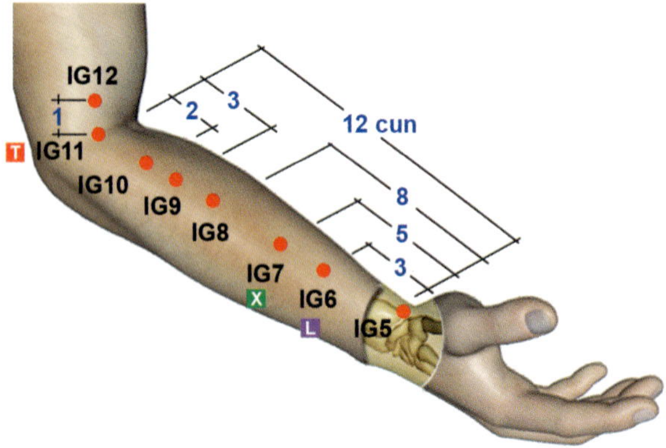


 T Tonificação S Sedação M Mu H Hui Y Yuan L Luo X Xi

**IG5 (yangxi)** No lado dorso radial do punho, próximo ao processo estiloide do rádio (tabaqueira anatômica).

**Indicação** Elimina o vento, analgesia, problemas no punho. Dores: olho, ouvido, garganta, dente.

**IG6 (pianli)** 3 cun proximais a partir do IG5.

**Indicação** Edema facial, dificuldade urinária, surdez, dor de dente, deficiência do Qi do pulmão. L

**IG7 (wenliu)** 5 cun proximais a partir do IG5.

**Indicação** Situações agudas de dor, calor da boca e da face, aftas na língua. Regula o IG. Dores: face, garganta, cabeça. X

**IG8 (xialian)** 8 cun proximais a partir do IG5.

**Indicação** Resfria e elimina o vento. Tontura. Dores: cabeça, abdominal (ao redor do umbigo).

**IG9 (shanglian)** 3 cun distais a partir do IG11.

**Indicação** Resfria e elimina o vento. Tontura. Dores: cabeça, abdominal (ao redor do umbigo), estômago.

**IG10 (shousanli)** 2 cun distais a partir do IG11.

**Indicação** Regula o IG, tonifica o Qi, alivia as dores, vômito, diarreia, fadiga, hemiplegia.

**IG11 (quchi)** Com o cotovelo em flexão, na extremidade lateral da prega do cotovelo.

**Indicação** Elimina a umidade, esfria o sangue, elimina o calor. Febre, inflamação na garganta, vômito, diarreia. Dores: abdominal, cotovelo, braço, ombro, dente, olho. T

**IG12 (zhouliao)** 1 cun proximal a partir do IG11, lateral do úmero.

**Indicação** Epicondilite lateral, dor e parestesia do cotovelo.

# IG

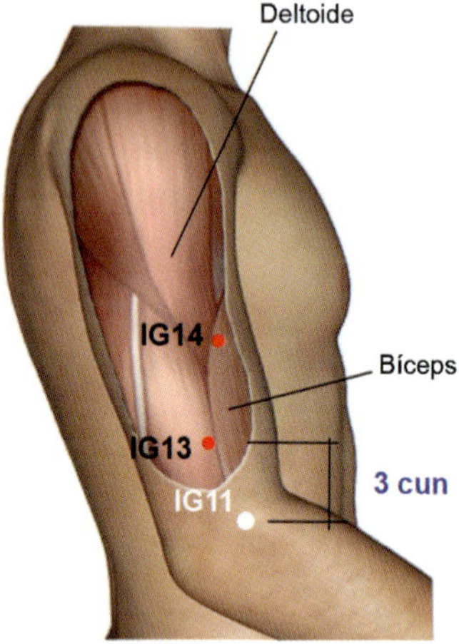
Deltoide
IG14
Bíceps
IG13
3 cun
IG11

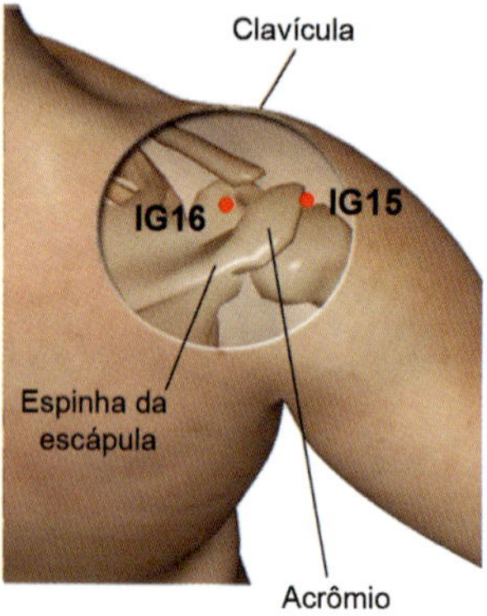
Clavícula
IG16
IG15
Espinha da escápula
Acrômio

**IG13 (shouwuli)** 3 cun proximais a partir do IG11, lateral do bíceps.

**Indicação** Braquialgia, dor no cotovelo irradiando para o ombro.

**IG14 (binao)** Lateral do braço e no ponto distal do deltoide um pouco para o lado radial.

**Indicação** Dificuldade para levantar o braço, rigidez do pescoço, bócio (hipertireoide), clareia a visão.

**IG15 (jianyu)** Na depressão entre face anterior do acrômio e o músc. deltoide.

**Indicação** Elimina: calor, vento, umidade. Sequelas de AVC, bócio. Bursite do ombro, dificuldade para abdução do antebraço.

**IG16 (jugu)** Na depressão entre a borda posterior do acrômio clavicular e espinha da escápula

**Indicação** Problemas do ombro, síndrome do impacto, tendinite do supraespinal, bócio. Ponto de cruzamento com o Yang Qiao Mai.

# IG

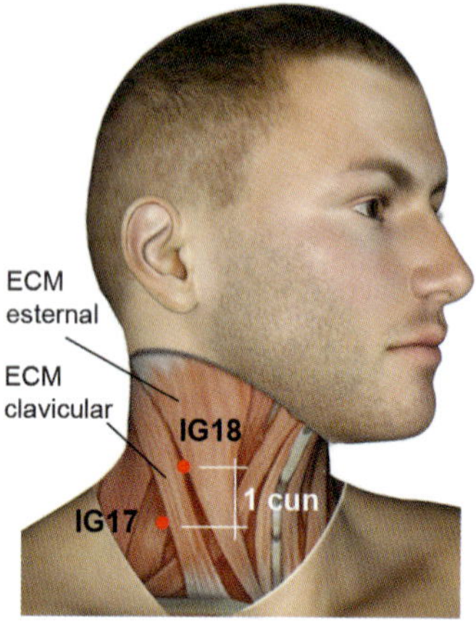


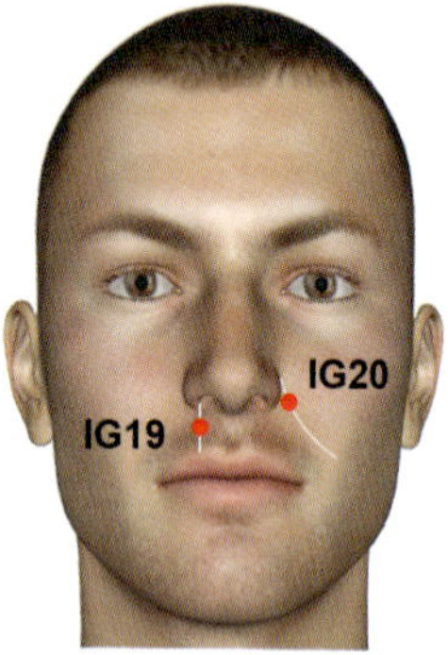

**IG17 (tianding)** Na borda posterior do esternocleidomastóideo (ECM). 1 cun abaixo do IG18.

**Indicação** Beneficia a garganta e a voz. Rouquidão súbita, bócio, problemas de tireoide, faringite

**IG18 (futu)** Entre porção esternal e clavicular do esternocleido-mastóideo, na altura da proeminência laríngea.

**Indicação** Tosse, faringite, laringite, amigdalite, rouquidão, bócio.

**IG19 (kouheliao)** abaixo da margem lateral da narina.

**Indicação** Expulsa o vento. Resfriado, obstrução nasal, rinite, paralisia facial, hemorragia nasal.

**IG20 (yingxiang)** No ponto de encontro entre a linha nasolabial e lateral da asa do nariz.

**Indicação** Expulsa o vento. Problemas do nariz. Abre o nariz, hemorragia nasal, sinusite, rinite. Paralisia facial, nevralgia trigeminal, tique.

# Estômago

**Yang**

**Terra**

**7-9 h**

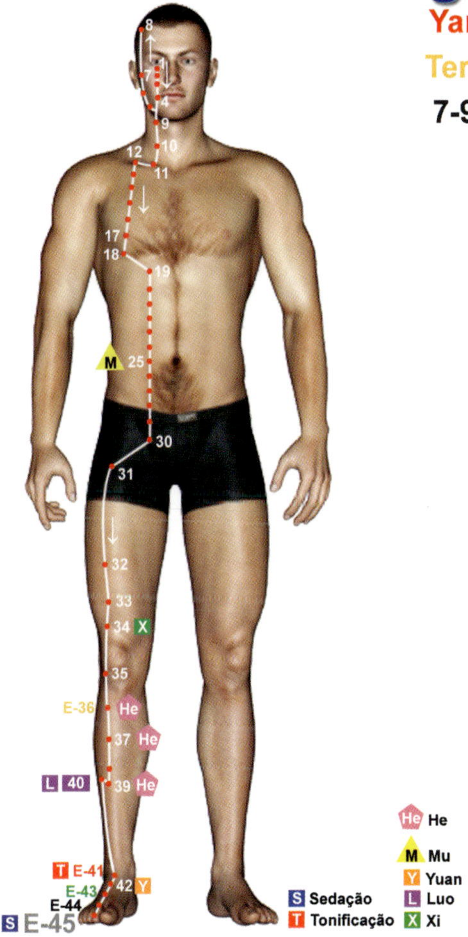

# E

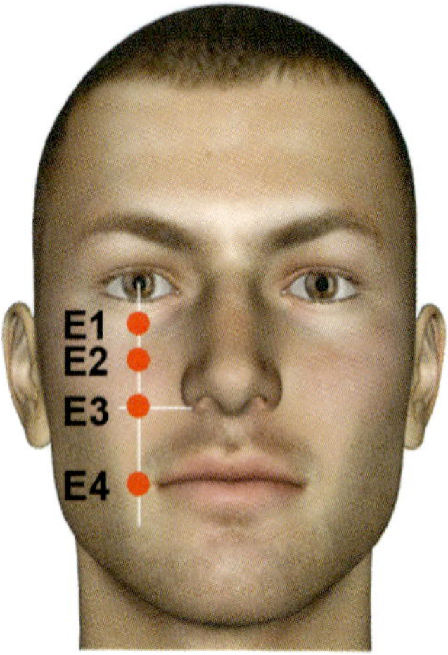

**E1 (chengqi)** Na pálpebra inferior, na linha vertical, no centro da pupila.

**Indicação** Elimina o vento. Problemas oculares. Conjuntivite, cegueira noturna, lacrimação.

**E2 (sibai)** Na depressão do forame infraorbital, na linha vertical, abaixo do E1.

**Indicação** Elimina o vento, filtra o calor. Problemas oculares. Rinite, paralisia facial, nevralgia trigeminal.

**E3 (juliao)** No centro da pupila na linha vertical, na altura da margem inferior da asa do nariz.

**Indicação** Elimina o vento. Dor de dente, dor e inchaço no rosto e bochecha, hemorragia nasal. Paralisia facial, nevralgia trigeminal.

**E4 (dicang)** 0,4 cun no canto da boca.

**Indicação** Elimina o vento, relaxa musculatura da face. Dor na bochecha, dor de dente. Paralisia facial (desvio da boca) após AVC devido ao vento interno.

# E

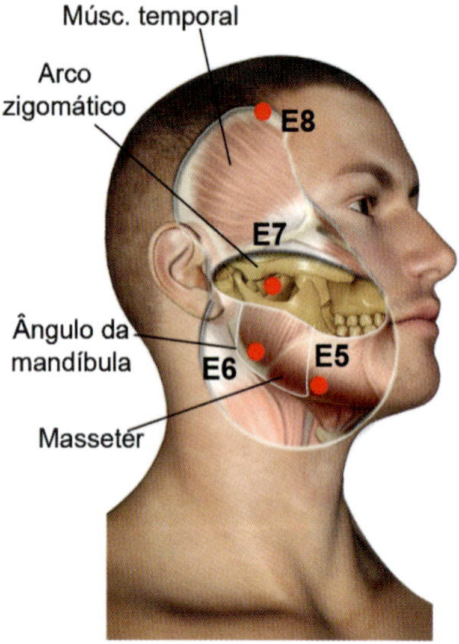




Tonificação S Sedação M Mu H Hui Y Yuan L Luo X Xi

**E5 (daying)** Na borda da mandíbula, frente ao músc. masseter.

**Indicação** Elimina o vento. Dor de dente, inchaço no rosto, nevralgia trigeminal, paralisia facial.

**E6 (jiache)** Ao cerrar os dentes, na saliência do músc. masseter, 0,5 cun anterior do ângulo da mandíbula.

**Indicação** Elimina o vento. Dor de dente, caxumba. Junto com IG4: problemas da mandíbula, paralisia facial.

**E7 (xiaguan)** abaixo do arco zigomático, entre processo condilar e processo coronoide.

**Indicação** Elimina o vento, beneficia o ouvido. Problemas ATM, dor de dente, tinido, surdez, secreção no ouvido, desvio do olho, nevralgia trigeminal.

**E8 (touwei)** 0,5 cun acima da linha do cabelo na margem do músc. temporal.

**Indicação** Elimina o vento. Dor de cabeça intensa, peso na cabeça, dor nos olhos, tontura (decorrente da umidade).

# E

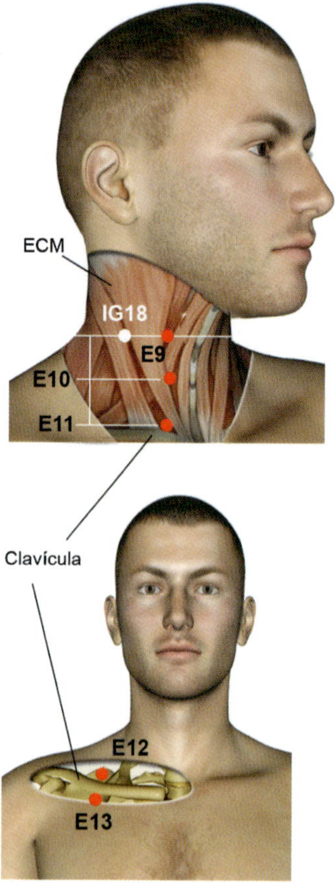

**E9 (renying)** Na margem anterior do esternocleidomastóideo (ECM), na altura da proeminência laríngea.

**Indicação** Janela do céu (Regula a subida/descida do Qi). Dor de cabeça, tontura, face vermelha, dificuldade para respirar.

**E10 (shuitu)** No meio da distância entre E9 e E11 na margem anterior do esternocleidomastóideo.

**Indicação** Regula o Qi do pulmão. Faringite, bronquite, tosse, dificuldade para respirar.

**E11 (qishe)** Acima da clavícula entre porção esternal e porção clavicular do esternocleidomastóideo.

**Indicação** Faringite, bronquite, tosse, dificuldade para respirar. Dores na nuca com irradiação para lateral do pescoço.

**E12 (quepen)** Acima da clavícula, no meio do corpo clavicular.

**Indicação** Tosse, falta de ar, dor no ombro, dor na nuca. Insônia, ansiedade, nervosismo devido ao estômago.

**E13 (qihu)** Abaixo da clavícula, no meio do corpo clavicular.

**Indicação** Tosse, asma, bronquite, dificuldade para respirar, pressão no tórax.

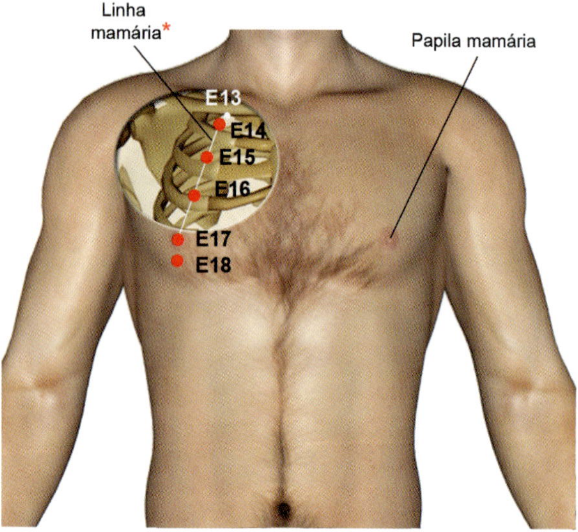


*Linha mamária: uma linha imaginária entre o meio da clavícula e a papila mamária.

**E14 (kufang)** Na linha mamária, no 1º espaço intercostal.

**Indicação** Tosse, dificuldade para respirar, pressão no tórax. Nevralgia intercostal. Beneficia as mamas.

**E15 (wuyi)** Na linha mamária, no 2º espaço intercostal.

**Indicação** Tosse, dificuldade para respirar, pressão no tórax. Nevralgia intercostal. Beneficia as mamas.

**E16 (yingchuang)** Na linha mamária, no 3º espaço intercostal.

**Indicação** Tosse, dificuldade para respirar, pressão no tórax. Nevralgia intercostal. Beneficia as mamas.

**E17 (ruzhong)** No centro do mamilo.

**Indicação** Contraindicação de agulhamento.

**E18 (rugen)** Abaixo do mamilo, no 5º espaço intercostal.

**Indicação** Beneficia as mamas e reduz inchaço. Distúrbio da lactação, tosse, pressão no tórax. Nevralgia intercostal.

# E

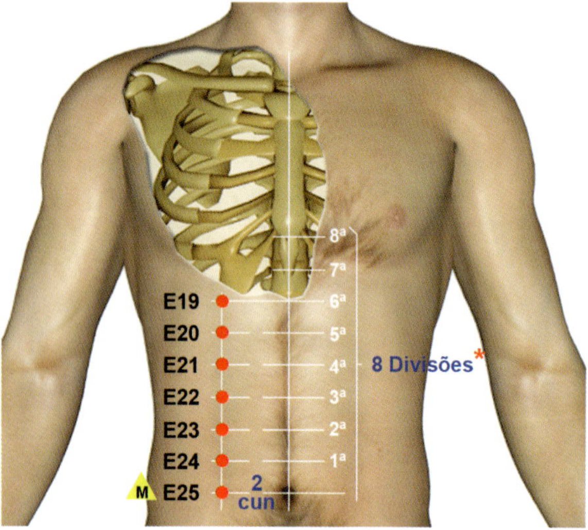


* 8 divisões entre o umbigo e o ângulo esternocostal.

**E19 (burong)** 2 cun lateral à linha mediana, 6ª divisão acima do umbigo (6 cun).

**Indicação** Náusea e vômito decorrentes por excesso do estômago, gastrite. Tosse, asma, bronquite.

**E20 (chengman)** 5ª divisão acima do umbigo (5cun).

**Indicação** Náusea e vômito decorrentes por excesso do estômago, gastrite, sensação de tensão abdominal. Tosse, asma, bronquite.

**E21 (liangmen)** 4ª divisão acima do umbigo (4 cun).

**Indicação** Náusea e vômito decorrentes por excesso do estômago. Junto com E44: clareia o calor do estômago (sede, queimação). Junto com E34: dor aguda epigástrica.

**E22 (guanmen)** 3ª divisão acima do umbigo (3 cun).

**Indicação** Movimenta o Qi no epigástrio e no abdome. Distensão abdominal, regula o intestino, enurese.

**E23 (taiyi)** 2ª divisão acima do umbigo (2 cun).

**Indicação** Dores: no abdome, estômago, regula o intestino.

**E24 (huaroumen)** 1ª divisão acima do umbigo (1 cun).

**Indicação** Regula o estômago. Náusea, vômito, dor no estômago. Dismenorreia.

**E25 (tianshu)** 2 cun ao lado do umbigo.

**Indicação** Regula o baço, o estômago, o intestino. Remove a umidade. Diarreia (por deficiência do baço ou pela umidade). Deficiência do Yang do Baço. Menstruação dolorosa. Junto com VC6 e E37: (moxabustão) tonifica e aquece o baço e intestino para tratamento de diarreia crônica. M

# E

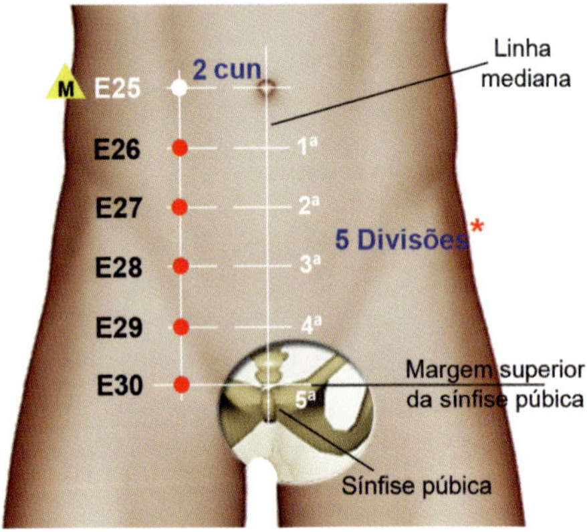


* 5 divisões entre o umbigo e a margem superior da sínfise púbica.

**E26 (wailing)** 2 cun lateral à linha mediana, 1ª divisão abaixo do umbigo (1 cun).

**Indicação** Dor aguda no abdome. Dismenorreia, amenorreia.

**E27 (daju)** 2ª divisão abaixo do umbigo (2 cun).

**Indicação** Regula a umidade. Regula o Qi inferior do abdome. Distúrbio na micção, retenção urinária, ejaculação precoce, insônia.

**E28 (shuidao)** 3ª divisão abaixo do umbigo (3 cun).

**Indicação** Retenção urinária por um padrão de excesso. Move o Qi e sangue na região inferior do abdome. Regula a menstruação (estagnação). Síndrome de ovário policístico. Infertilidade.

**E29 (guilai)** 4ª divisão abaixo do umbigo (4 cun).

**Indicação** Dismenorreia, amenorreia, infertilidade, leucorreia, impotência. Com moxabustão: trato urogenital.

**E30 (qichong)** Na altura da margem superior da sínfise púbica, 5ª divisão abaixo do umbigo (5 cun).

**Indicação** Movimenta o Qi e o sangue na região inferior do abdome. Problemas abdominais e genitais (de natureza de excesso). Hérnia (inguinal), infertilidade.

# E

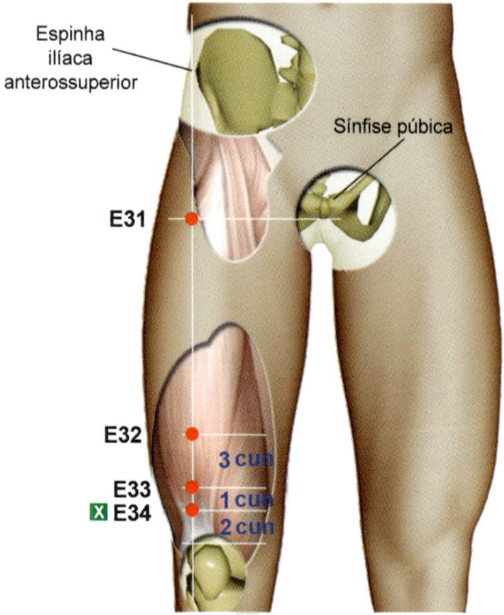
Espinha ilíaca anterossuperior
Sínfise púbica
E31
E32
3 cun
E33
X E34
1 cun
2 cun

# E

**E31 (biguan)** No ponto de cruzamento entre a linha da espinha ilíaca anterossuperior e a margem inferior da sínfise púbica.

**Indicação** Problemas no joelho, no quadril, no membro inferior. Contratura dos músculos da coxa e da perna. Fortalece a perna, facilita o movimento da perna que arrasta. Esclerose múltipla.

**E32 (futu)** Na linha da espinha ilíaca anterossuperior, 6 cun acima da borda superior da patela.

**Indicação** Parestesia do membro inferior, problemas nas articulações do quadril e do joelho. Contratura muscular.

**E33 (yinshi)** Na linha da espinha ilíaca anterossuperior, 3 cun acima da borda superior da patela.

**Indicação** Fortalece a perna. Parestesia do membro inferior, problemas nas articulações do quadril e do joelho. Contratura muscular.

**E34 (liangqiu)** Na linha da espinha ilíaca anterossuperior, 2 cun acima da borda superior da patela.

**Indicação** Regula o Qi do estômago, elimina umidade e vento. Dor aguda do estômago, gastrite, mastite. Problemas na articulação do joelho. X

# E

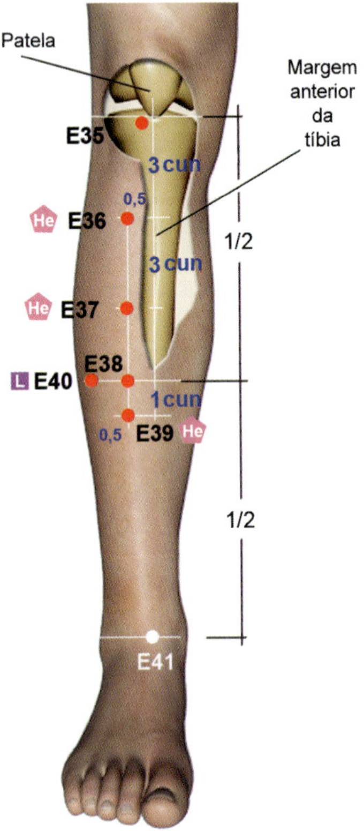
Patela
Margem anterior da tíbia
E35
3 cun
0,5
He E36
1/2
3 cun
He E37
E38
L E40
1 cun
0,5
E39 He
1/2
E41

**E35 (dubi)** Inferior da patela, no lateral do ligamento da patela.

**Indicação** Elimina umidade e frio (usa-se moxa). Dor e inchaço da articulação do joelho. Dificuldade de flexão e extensão do joelho.

**E36 (zusanli)** 3 cun abaixo da patela, 0,5 cun lateral à margem anterior da tíbia.

**Indicação** Fortalece o Qi e o sangue. Aumenta o Yang. Elimina o vento e umidade. Elimina o frio. Diminui edema. Dores: epigástrica, náusea, vômito, má digestão. Tontura, fadiga. Rinite, faringite. Fortalece o corpo e a mente. Com moxabustão: Fortalece a imunidade. He

**E37 (shangjuxu)** 6 cun abaixo da patela, 0,5 cun lateral à margem anterior da tíbia.

**Indicação** Tonifica o sangue. Regula o estômago e os intestinos. Diarreia crônica, fezes amolecidas. Edema na perna e no joelho. He

**E38 (tiaokou)** No meio da distância entre E35 e E41. 0,5 cun lateral à margem anterior da tíbia.

**Indicação** Elimina o vento e umidade. Ponto distal para tratamento de ombro (dor e rigidez). Problemas no membro inferior, inchaço na perna, fraqueza na perna.

**E39 (xiajuxu)** 1 cun abaixo de E38. 0,5 cun lateral à margem anterior da tíbia.

**Indicação** Elimina vento e umidade. Dor na região inferior do abdome, diarreia, flatulência, gastrite. Junto com E36 e E37: Tratamento de pernas inquietas. He

**E40 (fenglong)** 0,5 cun ao lado do E38.

**Indicação** Elimina o muco. Domina a rebelião do Qi. Tosse com catarro, asma, dor de cabeça, tontura. Junto com PC6: abre o tórax tirando a sensação de opressão. L

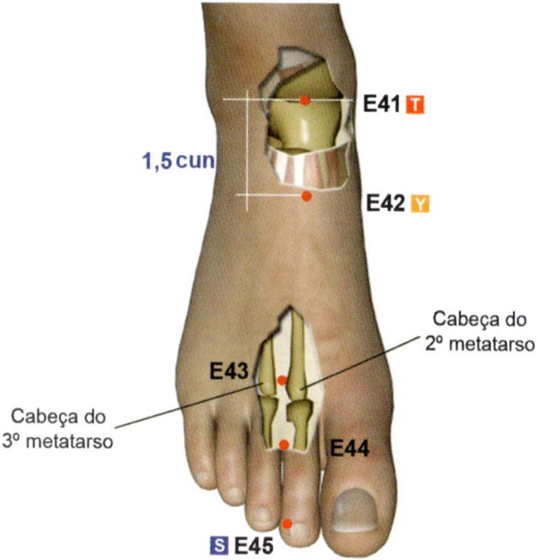
E41 T
1,5 cun
E42 Y
Cabeça do
2º metatarso
E43
Cabeça do
3º metatarso
E44
S E45

**E41 (jiexi)** Na linha da articulação do tornozelo, ponto entre os tendões do músculo extensor longo do hálux e o extensor longo dos dedos.

**Indicação** Inchaço na face, dor de cabeça (frontal causada por calor do estômago), tontura. Constipação, distensão abdominal. Dor no tornozelo e joelho. T

**E42 (chongyang)** 1,5 cun abaixo do E41.

**Indicação** Tonifica o estômago e baço. Dor de dente, gengivite, inchaço no rosto. Doenças mentais. Junto com TA4: tonifica o Aquecedor Médio e elimina o frio das articulações. Y

**E43 (xiangu)** Entre dois metatarsos II e III. Na depressão entre os corpos e as cabeças.

**Indicação** Trata inflamações de articulações (elimina o vento e o calor das articulações). Edema facial.

**E44 (neiting)** Entre o segundo e o terceiro dedo do pé. No limite entre dois digitais do pé.

**Indicação** Elimina vento da face. Febre, sensação de calor, sede. Dor abdominal, diarreia, constipação. Dor na mandíbula. Junto com IG4: elimina o vento da face (paralisia facial, nevralgia trigeminal).

**E45 (lidui)** 0,1 cun lateral ao leito ungueal do segundo dedo do pé.

**Indicação** Tranquiliza o shen, excesso de sonhos. Inchaço na face, rinite, sinusite, hemorragia nasal, dor de dente. S

# Baço

## Yin

## Terra

## 9-11 h

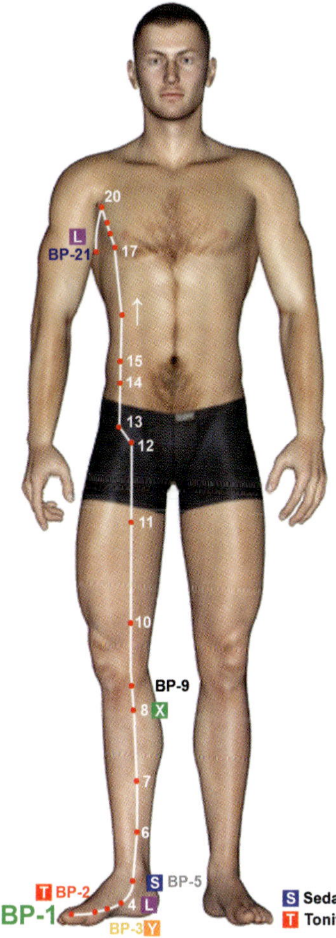


S Sedação
T Tonificação
Y Yuan
L Luo
X Xi

# BP

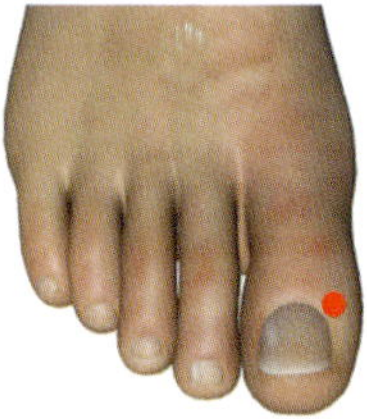


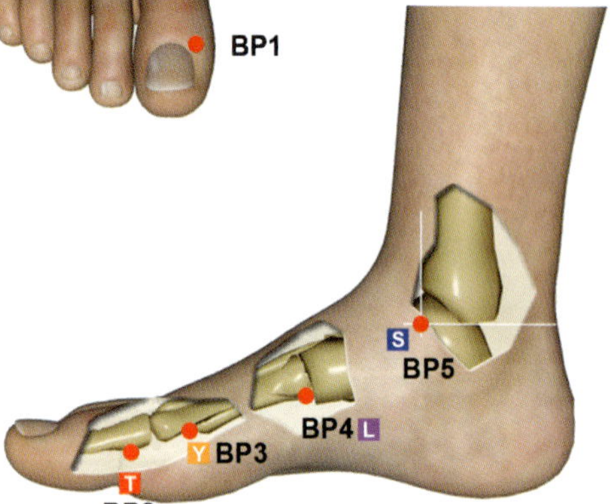




T Tonificação S Sedação M Mu H Hui Y Yuan L Luo X Xi

# BP

**BP1 (yinbai)** 0,1 cun lado medial do leito ungueal do hálux.
**Indicação** Interrompe o sangramento (moxabustão) de qualquer local do corpo, especialmente do útero. Distensão abdominal, diarreia, vômito, perda de apetite.

**BP2 (dadu)** No lado medial, na transição entre o corpo e a base do falange proximal do hálux.
**Indicação** Gastrite, dor abdominal, náusea, vômito, diarreia, constipação, edema. Agitação, insônia. T

**BP3 (taibai)** No lado medial, na depressão próximo à cabeça do 1º metatarso, na linha entre pele escura e clara.
**Indicação** Fortalece o baço. Remove a umidade. Estimula o cérebro, melhora a memória. Sensação de peso na cabeça (dor frontal) e opressão do tórax. Fortalece a coluna (dor crônica). Y

**BP4 (gongsun)** No lado medial, na depressão próximo à base do 1º metatarso, na linha entre pele escura e clara.
**Indicação** Regula o intestino, interrompe o sangramento. Menstruação dolorida e irregular. Acalma a mente. Problemas do pé (infecção fúngica do dedos do pé). L

**BP5 (shangqiu)** No ponto de encontro entre as linhas anterior e inferior do maléolo medial.
**Indicação** Fortalece o baço, regula os intestinos, remove umidade. Beneficia os tendões e as articulações. Cansaço, diarreia, constipação. S

# BP

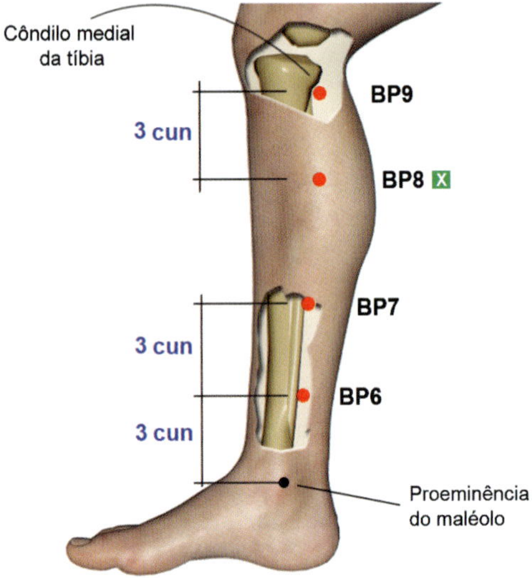




T Tonificação S Sedação M Mu H Hui Y Yuan L Luo X Xi

**BP6 (sanyinjiao)** 3 cun acima da proeminência do maléolo medial, na margem posteromedial da tíbia.

**Indicação** Fortalece o baço e estômago. Distúrbio do Triplo Aquecedor inferior (ginecologia e urologia). Problemas gastrointestinais. Sensação de peso, edema. Dor abdominal , tontura, tinido. Menstruação irregular, infertilidade, impotência, insônia, deficiência da vesícula biliar

**BP7 (lougu)** 6 cun acima da proeminência do maléolo medial, na margem posteromedial da tíbia.

**Indicação** Fortalece o baço, elimina a umidade. Distensão abdominal, retenção de urina.

**BP8 (diji)** 3 cun abaixo do BP9.

**Indicação** Regula o útero e sangue. Dor aguda de dismenorreia. Interrompe o sangramento excessivo menstrual e intestinal. Diarreia aguda e crônica, distúrbio urinária, edema. X

**BP9 (yinlingquan)** Na depressão entre o corpo e o côndilo medial da tíbia.

**Indicação** Umidade no Aquecedor inferior. Síndrome Bi do joelho com inchaço. Dor abdominal, falta de apetite, diarreia, edema, dificuldade urinária.

# BP

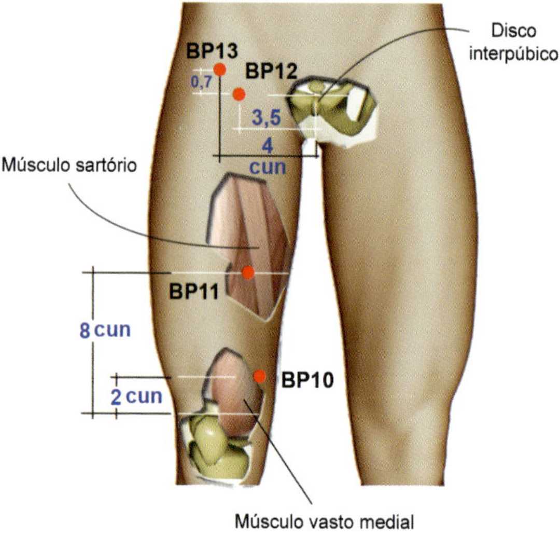
Disco interpúbico
BP13
BP12
0,7
3,5
4 cun
Músculo sartório
BP11
8 cun
BP10
2 cun
Músculo vasto medial

**BP10 (xuehai)** 2 cun acima da patela, na depressão do músculo vasto medial.

**Indicação** Esfria o sangue nas doenças de pele. Fortalece o sangue e elimina a estase. Interrompe o sangramento. Regula a menstruação. Urticária, erisipelas. Problemas no joelho.

**BP11 (jimen)** 8 cun acima da patela, entre os músculos sartório e vasto medial.

**Indicação** Regula o Triplo Aquecedor inferior. Elimina umidade. Problemas urinária, inchaço, dor inguinal.

**BP12 (chongmen)** 3,5 cun lateral ao disco interpúbico, na altura da margem superio da sínfise púbica

**Indicação** Move o Qi e fortalece o sangue. Hemorróidas, dificuldade de lactação. Problemas urinárias. Endometriose, leucorréia, hérnia inguinal.

**BP13 (fushe)** 4 cun lateral ao disco interpúbico, 0,7 cun acima do BP12.

**Indicação** Problemas ginecológico (mioma, cisto no ovário). Hérnia inguinal, apendicite, dor abdominal.

# BP

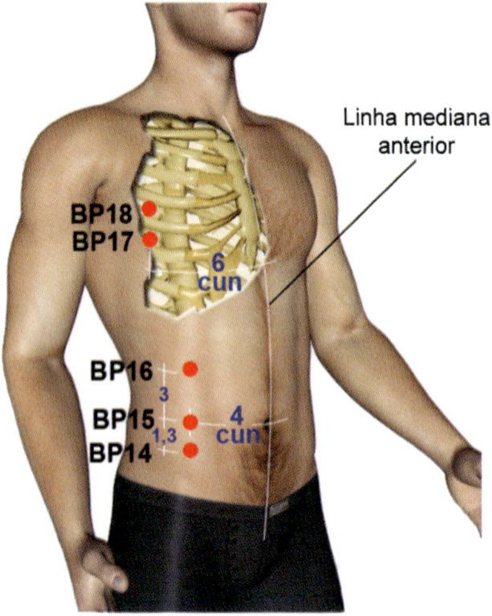

Linha mediana anterior
BP18
BP17
6 cun
BP16
3
BP15
4 cun
1,3
BP14

**BP14 (fujie)** 4 cun lateral à linha mediana anterior. 1,3 cun abaixo do BP15.

**Indicação** Regula o Triplo Aquecedor inferior. Dor abdominal, diarreia, tosse devido ao ascendente do Qi.

**BP15 (daheng)** 4 cun lateral ao umbigo.

**Indicação** Fortalece o baço e regula o Qi. Regula o Qi do intestino. Fraqueza dos membros, cansaço, falta de apetite. Constipação crônica (quando há deficiência do Qi do baço resultando em falha na função do intestino grosso em movimentar as fezes).

**BP16 (fuai)** 4 cun lateral à linha mediana anterior. 3 cun acima do BP15.

**Indicação** Regula o Qi do intestino. Elimina a umidade. Diarreia, má digestão, constipação.

**BP17 (shidou)** No 5º espaço intercostal, 6 cun lateral à linha mediana anterior.

**Indicação** Regula o Qi. Pleurite, nevralgia intercostal, má digestão, esofagite, refluxo.

**BP18 (tianxi)** No 4º espaço intercostal, 6 cun lateral à linha mediana anterior.

**Indicação** Nevralgia intercostal, mastite, tosse, falta de ar.

# BP

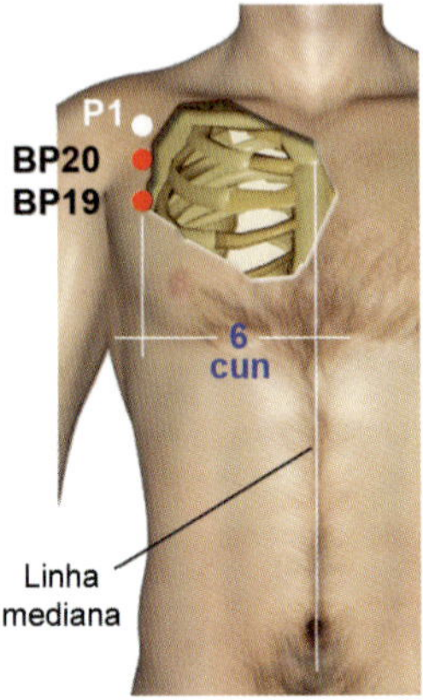


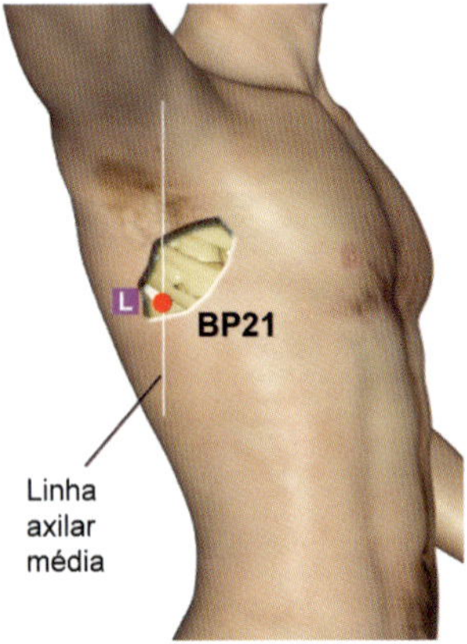

**BP19 (xiongxiang)** No 3º espaço intercostal, 6 cun lateral à linha mediana anterior.

**Indicação** Diminui o Qi do Pulmão. Nevralgia intercostal, mastite, tosse, falta de ar.

**BP20 (zhourong)** No 2º espaço intercostal, 6 cun lateral à linha mediana anterior.

**Indicação** Diminui o Qi do Pulmão. Nevralgia intercostal, mastite, tosse, falta de ar.

**BP21 (dabao)** No 6º espaço intercostal, na linha axilar média.

**Indicação** Grande canal de Conexão do baço. Fortalece o sangue. Beneficia os tendões. Regula o Qi. Dor generalizada em todo o corpo decorrente da estase do sangue. Fibromialgia, membros fracos, fraqueza muscular e articular. Tosse, falta de ar, dor na costela. L

# Coração

**Yin**

**Fogo**

**11-13 h**

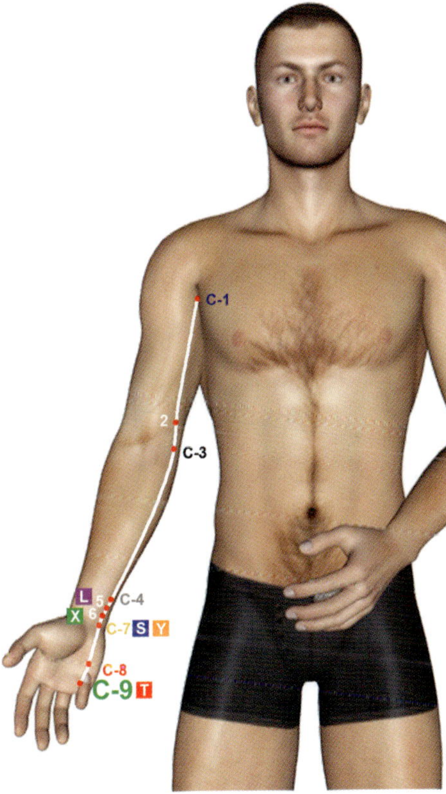


S Sedação
T Tonificação
Y Yuan
L Luo
X Xi

# C

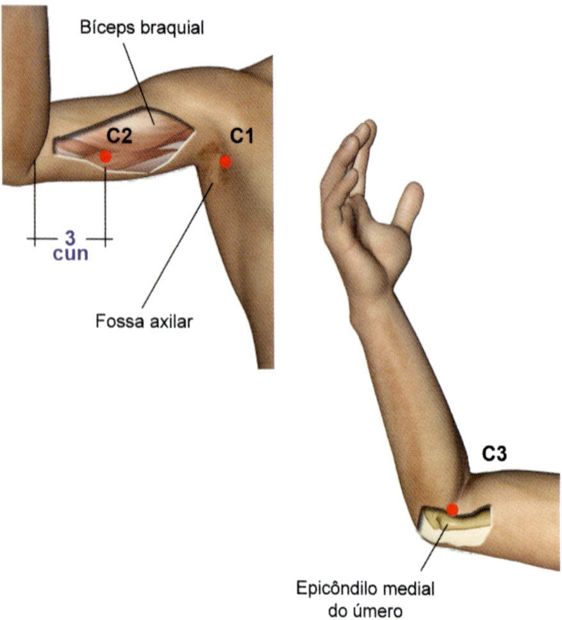
Bíceps braquial
C2
C1
3
cun
Fossa axilar
C3
Epicôndilo medial
do úmero

**C1 (jiquan)** No meio da fossa axilar.

**Indicação** Nutre o yin do coração. Boca seca, insônia, dor na região do coração, nevralgia intercostal.

**C2 (qingling)** 3 cun acima da prega do cotovelo, na borda medial do músculo bíceps braquial.

**Indicação** Dor e nevralgia na região do ombro ou do braço.

**C3 (shaohai)** Na ponta medial da prega do cotovelo flexionado próximo ao epicôndilo medial do úmero.

**Indicação** Filtra o calor do coração. Acalma a mente. Ansiedade.

# C

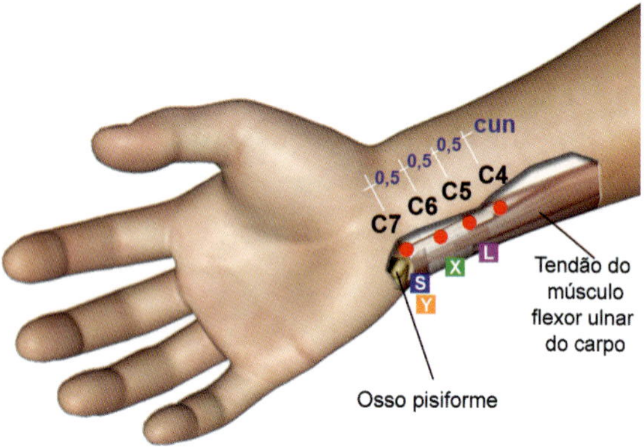




T Tonificação S Sedação M Mu H Hui Y Yuan L Luo X Xi

# C

**C4 (lingdao)** 1,5 cun acima da linha do punho, paralelo ao tendão do músculo flexor ulnar do carpo (inserido no osso pisiforme).

**Indicação** Domina a rebelião do Qi. Náusea, vômito, ansiedade, tristeza, angina no peito.

**C5 (tongli)** 1 cun acima da linha do punho, paralelo ao tendão do músculo flexor ulnar do carpo (inserido no osso pisiforme).

**Indicação** Fortalece o Qi do coração e regula o ritmo cardíaco. Acalma a mente. Perda de voz, olhos vermelhos, dor de cabeça, tontura. Regula o útero e a bexiga. L

**C6 (yinxi)** 0,5 cun acima da linha do punho, paralelo ao tendão do músculo flexor ulnar do carpo (inserido no osso pisiforme).

**Indicação** Fortalece o sangue do coração (dor torácica). Nutre o yin do coração (sudorese noturna, boca seca, insônia). Acalma a mente. X

**C7 (shenmen)** Na linha do punho, lado radial ao osso pisiforme.

**Indicação** Nutre o sangue do coração. Ansiedade, insônia, memória fraca, taquicardia. S Y

# C

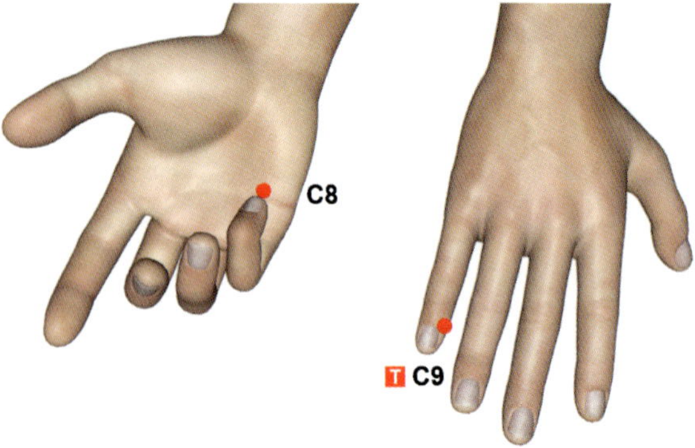



T Tonificação S Sedação M Mu H Hui Y Yuan L Luo X Xi

# C

**C8 (shaofu)** Na palma da mão, entre 4º e 5º ossos metacarpais.

**Indicação** Elimina o calor do coração. Acalma a mente.
Palpitação, problema cardíaco, sensação de bolo na garganta, calor na palma da mão, insônia, excesso de sonhos, dificuldade urinária.

**C9 (shaochong)** 0,1 cun lado radial do leito ungueal do dedo mínimo.

**Indicação** Elimina o vento interno (reanima a consciência).
Pressão torácica, ansiedade, sensação de calor. T

# Intestino Delgado

**Yang**

**Fogo**

**13-15 h**

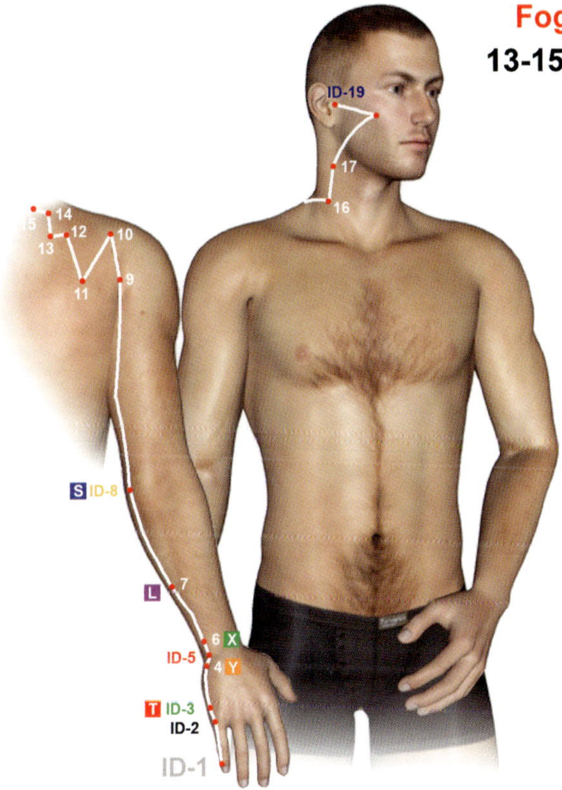


S Sedação
T Tonificação
Y Yuan
L Luo
X Xi

# ID

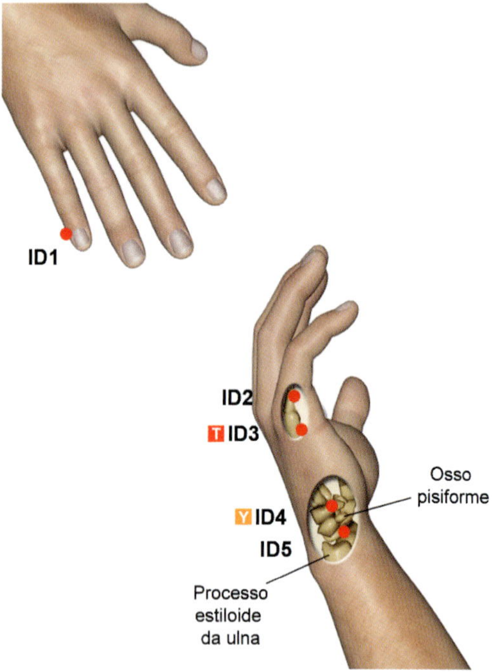




T Tonificação S Sedação M Mu H Hui Y Yuan L Luo X Xi

**ID1 (shaoze)** 0,1 cun lado ulnar do leito ungueal do dedo mínimo.

**Indicação** Elimina vento e calor (rigidez cervical, dor de cabeça, dor de garganta). Inconsciência, torcicolo, dor no ombro, mastite, falta de leite após o parto.

**ID2 (qiangu)** No lado ulnar do dedo mínimo, na transição entre o corpo e a base do falange proximal.

**Indicação** Elimina vento e calor. Febre aguda, otite, inflamação no olho, congestão nasal, rigidez no pescoço, queimação na micção.

**ID3 (houxi)** No lado ulnar do dedo mínimo, na transição entre o corpo e a cabeça do 5º metacarpo.

**Indicação** Todos os sintomas que afetam o Vaso Governador. Elimina o vento. Epilepsia, tontura, câibra. Torcicolo, cefaleia occipital, dorsalgia, lombalgia. Dor no ouvido, nos olhos, sangramento nasal. T

**ID4 (wangu)** No lado ulnar da mão, entre o osso metacarpo e o carpo (pisiforme). Entre as peles clara e escura.

**Indicação** Remove a umidade e o calor. Icterícia, febre. Y

**ID5 (yanggu)** No lado ulnar do punho, na depressão entre o pisiforme e o processo estiloide da ulna. Entre as peles clara e escura.

**Indicação** Filtra o calor. Zumbido no ouvido, dor nos olhos, visão turva, inchaço nos olhos.

# ID

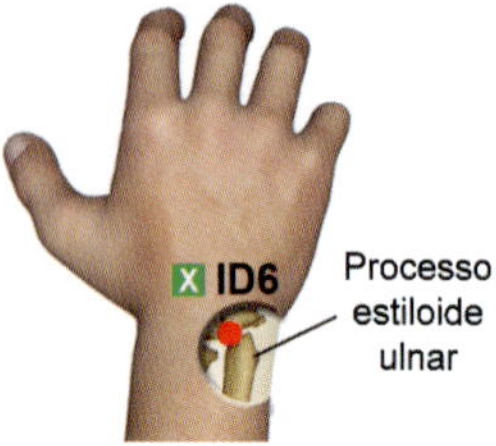


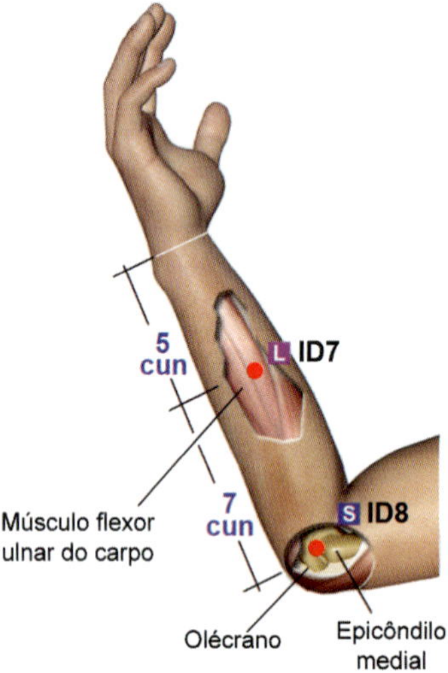




T Tonificação S Sedação M Mu H Hui Y Yuan L Luo X Xi

**ID6 (yanglao)** Na altura do punho, na depressão formada no lado radial do processo estiloide da ulna.

**Indicação** Filtra o calor. Acalma a mente. Zumbido no ouvido, surdez, visão turva. Dor no ombro, antebraço. Rigidez cervical, torcicolo agudo, lombalgia. X

**ID7 (zhizheng)** 5 cun acima do punho, anteriormente no músculo flexor ulnar do carpo.

**Indicação** Elimina o vento e o calor. Acalma a mente. Febre, dor de cabeça. Rigidez cervical. L

**ID8 (xiaohai)** Na depressão entre olécrano e epicôndilo medial do úmero.

**Indicação** Remove a umidade e o calor. Epicondilite medial, dor no braço, dor na escápula. S

# ID

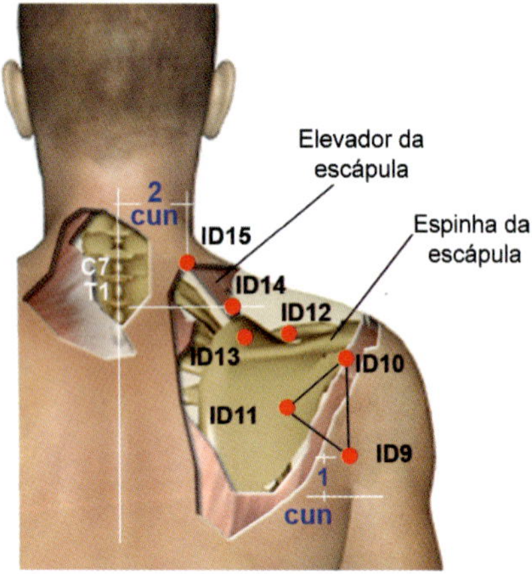




T Tonificação S Sedação M Mu H Hui Y Yuan L Luo X Xi

**ID9 (jianzhen)** 1 cun acima da prega axilar.

**Indicação** Dificuldade para levantar o braço, bursite, dor na escápula, zumbido, surdez.

**ID10 (naoshu)** Acima da prega axilar, na borda inferior da espinha da escápula.

**Indicação** Dificuldade para levantar o braço, bursite, ombro congelado, dor na escápula, zumbido, surdez.

**ID11 (tianzong)** No centro da fossa infraespinal, ponto onde se forma um triângulo equilátero com ID9 e ID10.

**Indicação** Dificuldade para levantar o braço, bursite, ombro congelado, dor na escápula. Dor e inchaço da mama, nódulos da mama e distúrbio da lactação.

**ID12 (bingfeng)** Acima de ID11, no centro da fossa supraespinal.

**Indicação** Dificuldade para levantar o braço, bursite, ombro congelado, dor na escápula. Rigidez no pescoço.

**ID13 (quyuan)** Na extremidade medial da fossa supraespinal.

**Indicação** Elimina o vento. Dificuldade para levantar o braço, bursite, ombro congelado, dor na escápula. Rigidez no pescoço.

**ID14 (jianwaishu)** Na inserção do músculo elevador da escápula. Na altura da margem inferior do processo espinhoso da T1.

**Indicação** Elimina o vento. Dificuldade para levantar o braço, bursite, ombro congelado, dor na escápula. Rigidez no pescoço.

**ID15 (jianzhongshu)** 2 cun lateral à margem inferior do processo espinhoso da C7.

**Indicação** Dificuldade para levantar o braço, bursite, ombro congelado, dor na escápula. Rigidez no pescoço, na torácica alta.

# ID

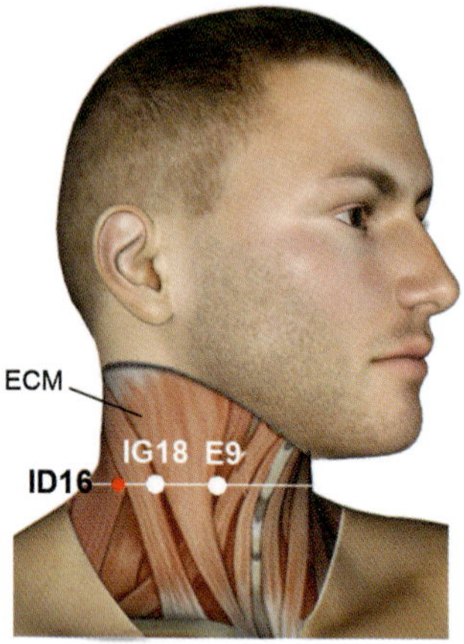


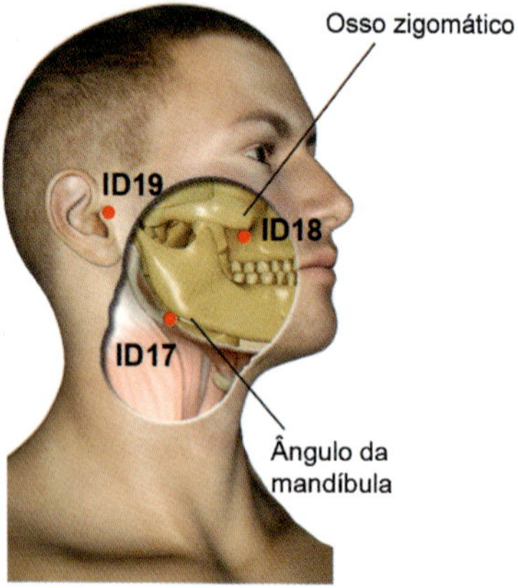




T Tonificação S Sedação M Mu H Hui Y Yuan L Luo X Xi

**ID16 (tianchuang)** Na margem posterior do esternocleido-mastóideo (ECM), na altura da proeminência laríngea.

**Indicação** Elimina o vento e o calor. Regula subida e descida do Qi da cabeça. Perda da voz, bruxismo, dor de cabeça, inflamação na garganta, rouquidão.

**ID17 (tianrong)** Entre músculo esternocleidomastóideo e ângulo da mandíbula.

**Indicação** Elimina o vento. Falta de ar, tosse, vômito, laringite, dor de garganta. Zumbido, surdez.

**ID18 (quanliao)** Na margem inferior do osso zigomárico.

**Indicação** Elimina o vento, filtra o calor. Paresia facial, nevralgia do trigêmeo, sinusite, dor de dente.

**ID19 (tinggong)** Numa depressão anterior à orelha na altura do trago.

**Indicação** Beneficia os ouvidos. Junto com TA17, movimenta o Qi do ouvido. Tinido, surdez, disfunção ATM.

# Bexiga

**Yang**

**Água**

**15-17 h**

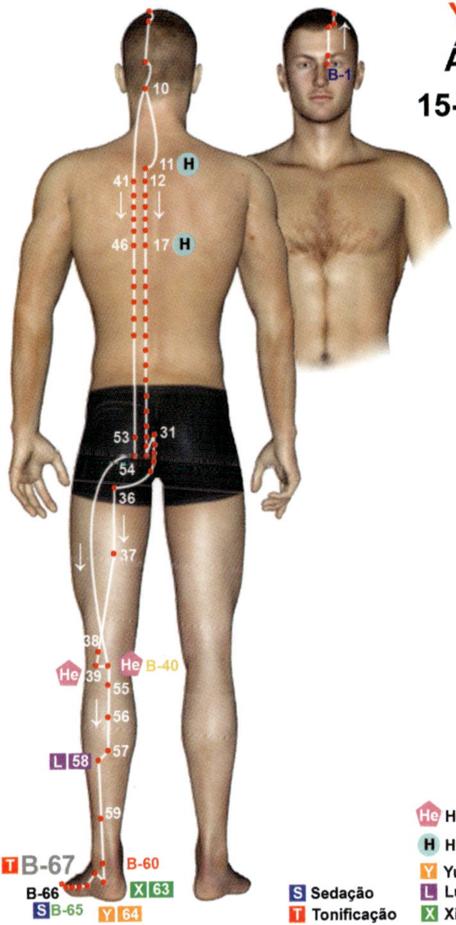


He He
H Hui
Y Yuan
L Luo
X Xi

S Sedação
T Tonificação

# B

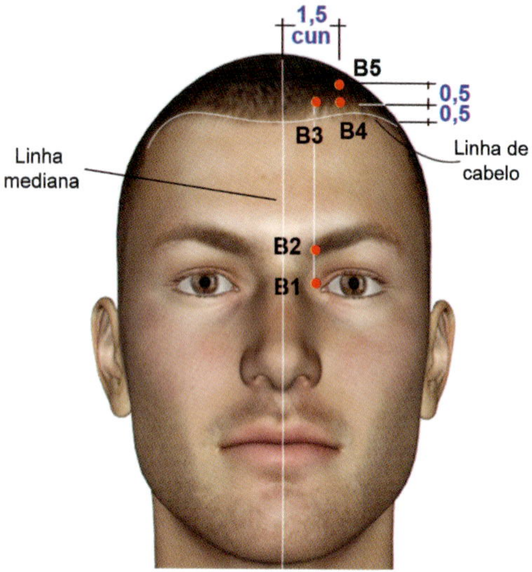




T Tonificação S Sedação M Mu H Hui Y Yuan L Luo X Xi

# B

**B1 (jingming)** 0,1 cun acima e medial ao ângulo medial do olho.

**Indicação** Elimina o vento e o calor. Doenças oculares (conjuntivite, lacrimação).

**B2 (zanzhu)** No supercílio, acima do ângulo medial do olho (B1).

**Indicação** Elimina o vento e o calor. Doenças oculares, dor de cabeça, sinusite, rinite, nevralgia trigeminal, paralisia facial.

**B3 (meichong)** Na direção vertical de B2, 0,5 cun acima da linha de cabelo.

**Indicação** Elimina o vento e o calor. Doenças oculares. Rinite, sinusite, dor de cabeça frontal, tontura, obstrução nasal.

**B4 (gucha)** 0,5 cun acima da linha de cabelo, 1,5 cun lateral à linha mediana.

**Indicação** Elimina o vento e o calor. Dor de cabeça frontal e ápice, rinite, sinusite, tontura, dor ocular.

**B5 (wuchu)** 1 cun acima da linha de cabelo, 1,5 cun lateral à linha mediana.

**Indicação** Elimina o vento. Domina o Qi do fígado (dor de cabeça frontal e ápice). Vertigem, tontura, dor ocular, sinusite, rinite, epilepsia.

B

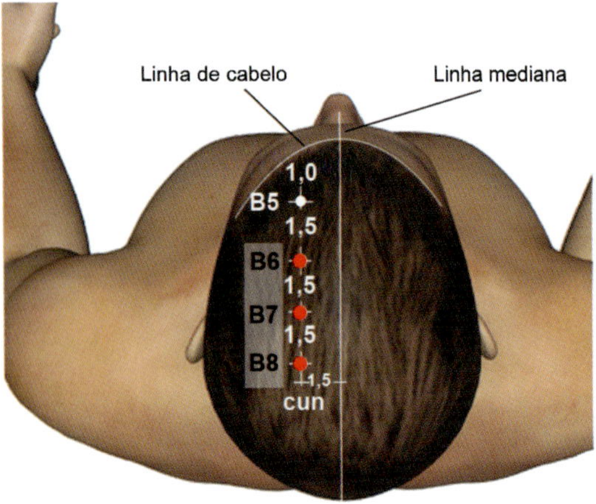

**B6 (chengguang)** 1,5 cun lateral à linha mediana, 2,5 cun acima da linha de cabelo (1,5 cun acima do B5).

**Indicação** Elimina o vento. Tontura, dor de cabeça, rinite, sinusite. Glaucoma, distúrbio da visão.

**B7 (tongtian)** 1,5 cun lateral à linha mediana, 4 cun acima da linha de cabelo (1,5 cun atrás do B6).

**Indicação** Elimina o vento. Dor de cabeça intensa, paralisia facial, vertigem, tontura. Convulsão, inconsciência. Rinite, hemorragia nasal.

**B8 (luoque)** 1,5 cun lateral à linha mediana, 5,5 cun acima da linha de cabelo (1,5 cun atrás do B7).

**Indicação** Tontura, desequilíbrio, depressão, confusão mental. Zumbido, paralisia facial, rinite.

# B

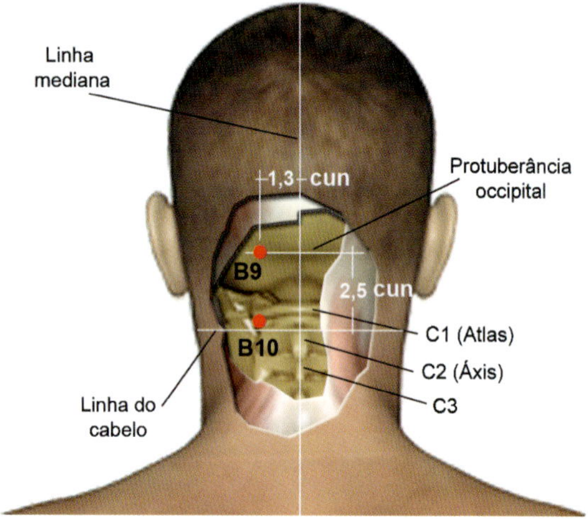
Linha mediana
1,3 cun
Protuberância occipital
B9
2,5 cun
C1 (Atlas)
B10
C2 (Áxis)
C3
Linha do cabelo

**B9 (yuzhen)** 1,3 cun lateral à linha mediana, 2,5 cun acima da linha do cabelo (posterior).

**Indicação** Domina a subida do yang do fígado. Dor de cabeça occipital, dor e rigidez no pescoço.

**B10 (tianzhu)** 1,3 cun lateral da linha mediana, próximo à inserção do músculo trapézio, na altura do processo espinhoso de C1 e C2.

**Indicação** Elimina o vento e domina o yang do fígado. Tontura, rigidez cervical, dor de cabeça, cabeça pesada. Falta de equilíbrio, pernas moles. Lombalgia aguda. Acalma a mente.

# B

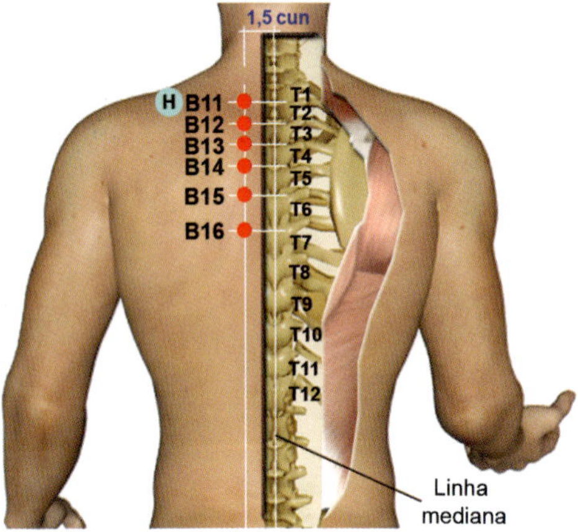




T Tonificação S Sedação M Mu H Hui Y Yuan L Luo X Xi

**B11 (dazhu)** 1,5 cun lateral à linha mediana posterior, na altura da borda inferior do processo espinhoso da T1.

**Indicação** Nutre o sangue. Elimina o vento. Fortalece os ossos. Doenças do sangue, anemia. Rinite alérgica, gripe, resfriado. Dor de cabeça, tontura. Doenças dos ossos, rigidez da coluna cervical e torácica. H

**B12 (fengmen)** 1,5 cun lateral à linha mediana posterior, na altura da borda inferior do processo espinhoso da T2.

**Indicação** Elimina o vento externo (melhor efeito com o uso de ventosa). Regula o Qi nutritivo e defensivo (tendência para ficar resfriado, secreção nasal). Obstrução nasal, espirro, rinite, sinusite.

**B13 (feishu)** 1,5 cun lateral à linha mediana posterior, na altura da borda inferior do processo espinhoso da T3.

**Indicação** Elimina o vento. Diminui a descida do Qi do pulmão (tosse, dificuldade para respirar, falta de ar). Nutre o yin do pulmão (sudorese noturna, febre, boca e garganta seca). Calafrio, resfriado. Doenças pulmonares.

**B14 (jueyinshu)** 1,5 cun lateral à linha mediana posterior, na altura da borda inferior do processo espinhoso da T4.

**Indicação** Regula o coração. Doenças cardíacas. Angina, arritmia, palpitação, agitação. Tosse, soluço.

**B15 (xinshu)** 1,5 cun lateral à linha mediana posterior, na altura da borda inferior do processo espinhoso da T5.

**Indicação** Nutre o coração. Regula o Qi do coração. Doenças cardíacas. Palpitação, arritmia. Acalma a mente, ansiedade, insônia, memória fraca. (Moxabustão: para depressão, confusão mental).

**B16 (dushu)** 1,5 cun lateral à linha mediana posterior, na altura da borda inferior do processo espinhoso da T6.

**Indicação** Dor no coração, arritmia, angina. Dor na região torácica, dor abdominal.

# B

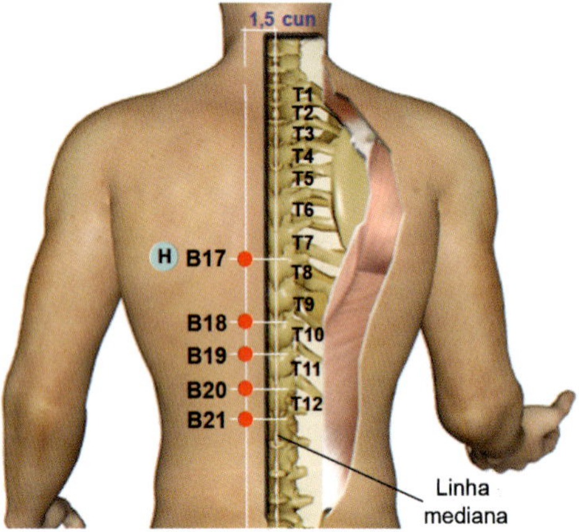




T Tonificação S Sedação M Mu H Hui Y Yuan L Luo X Xi

**B17 (geshu)** 1,5 cun lateral à linha mediana posterior, na altura da borda inferior do processo espinhoso da T7.

**Indicação** Interrompe o sangramento. Remove a estase de sangue (junto com B18, remove a estase de sangue do fígado e junto com B15, do coração). Esfria o sangue (tosse com sangue, vômito de sangue, hemorragia nasal). Nutre o sangue (junto com o beishu, nutre o órgão correspondente). Domina o Qi contra fluxo do estômago (náusea, vômito, má digestão). Distúrbio do diafragma. H

**B18 (ganshu)** 1,5 cun lateral à linha mediana posterior, na altura da borda inferior do processo espinhoso da T9.

**Indicação** Movimenta o Qi do Fígado, revigora o sangue do fígado, elimina o vento do fígado. Icterícia, náusea, distúrbio menstrual, problema de visão, cãibras musculares, contratura de tendão. Rigidez no pescoço.

**B19 (danshu)** 1,5 cun lateral à linha mediana posterior, na altura da borda inferior do processo espinhoso da T10.

**Indicação** Resolve umidade-calor do fígado e da vesícula biliar. Tonifica a deficiência (sudorese noturna, garganta seca). Icterícia, gosto amargo na boca, náusea, vômito, soluço.

**B20 (pishu)** 1,5 cun lateral à linha mediana posterior, na altura da borda inferior do processo espinhoso da T11.

**Indicação** Tonifica o Baço (estimula a subida do Qi) e o estômago. Falta de apetite, cansaço, problemas gastro intestinal. Edema, inchaço. Nutre o sangue (anemia). Junto com B23, interrompe o sangramento excessivo da menstruação.

**B21 (weishu)** 1,5 cun lateral à linha mediana posterior, na altura da borda inferior do processo espinhoso da T12.

**Indicação** Tonifica o Qi do estômago (estimula a descida do Qi) e do baço. Resolve a umidade. Domina a subida do Qi do estômago (náusea, vômito, problema gastrointestinal). Falta de apetite, cansaço, edema.

# B

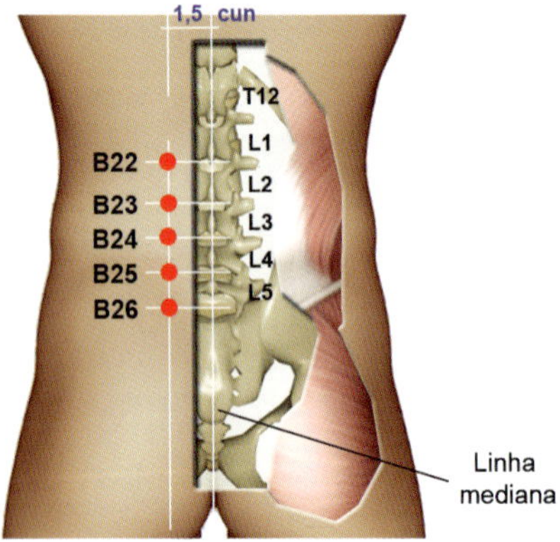

B

**B22 (sanjiaoshu)** 1,5 cun lateral à linha mediana posterior, na altura da borda inferior do processo espinhoso da L1.
**Indicação** Regula o Aquecedor Inferior. Revigora o sangue. Problema gastrointestinal, retenção urinária, sangue na urina, edema.

**B23 (shenshu)** 1,5 cun lateral à linha mediana posterior, na altura da borda inferior do processo espinhoso da L2.
**Indicação** Tonifica o Rim. Tinido, surdez. Osteoporose, artrite. Visão turva, tontura, cansaço. Infertilidade, menstruação irregular. Distúrbio da memória. Lombalgia.

**B24 (qihaishu)** 1,5 cun lateral à linha mediana posterior, na altura da borda inferior do processo espinhoso da L3.
**Indicação** Lombalgia, menstruação dolorosa ou irregular, hemorroidas, sangue nas fezes.

**B25 (dachangshu)** 1,5 cun lateral à linha mediana posterior, na altura da borda inferior do processo espinhoso da L4.
**Indicação** Regula o Intestino Grosso. Diarreia, constipação, sangue nas fezes, dor abdominal. Lombalgia.

**B26 (guanyuanshu)** 1,5 cun lateral à linha mediana posterior, na altura da borda inferior do processo espinhoso da L5.
**Indicação** Lombalgia. Diarreia, dor abdominal, dificuldade para urinar.

# B

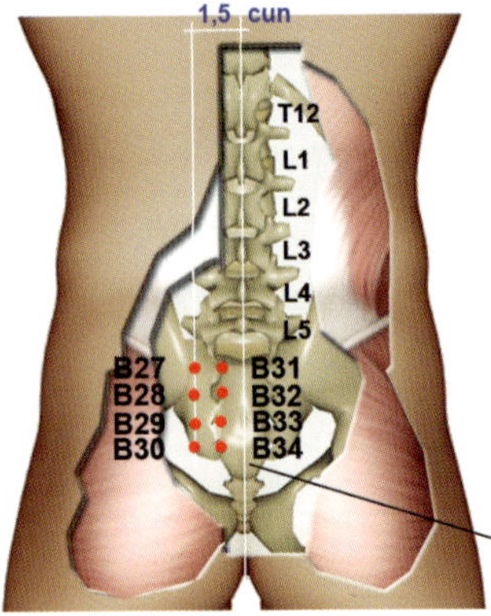
1,5 cun
T12
L1
L2
L3
L4
L5
B27
B28
B29
B30
B31
B32
B33
B34
Linha mediana

**B27 (xiaochangshu)** 1,5 cun lateral à linha mediana posterior, na altura do 1º forame sacral.

**Indicação** Regula o Intestino Delgado. Diarreia, constipação, dor abdominal, retenção de urina.

**B28 (pangguangshu)** 1,5 cun lateral à linha mediana posterior, na altura do 2º forame sacral.

**Indicação** Regula a Bexiga. Distúrbios urinários (junto com B23 e BP9: expele as pedras do Rim).

**B29 (zhonglushu)** 1,5 cun lateral à linha mediana posterior, na altura do 3º forame sacral.

**Indicação** Lombalgia, disenteria, diarreia.

**B30 (baihuanshu)** 1,5 cun lateral à linha mediana posterior, na altura do 4º forame sacral.

**Indicação** Lombalgia, dor sacral. Regula a menstruação, hemorroidas. Beneficia o ânus (prolapso do ânus, espasmo do ânus).

**B31 (shangliao)** No 1º forame sacral.

**Indicação** Beneficia micção e defecação. Dor lombossacral.

**B32 (ciliao)** No 2º forame sacral.

**Indicação** Infertilidade, dor menstrual. Beneficia micção e defecação. Dor lombossacral.

**B33 (zhongliao)** No 3º forame sacral.

**Indicação** Beneficia micção e defecação. Dor lombossacral.

**B34 (xialiao)** No 4º forame sacral.

**Indicação** Beneficia micção e defecação. Dor lombossacral.

# B

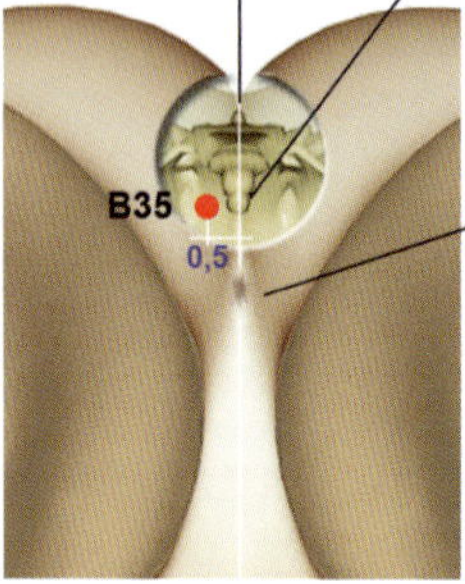


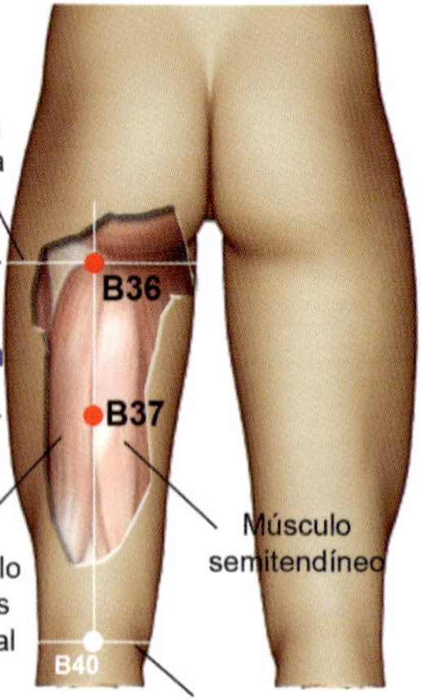




T Tonificação S Sedação M Mu H Hui Y Yuan L Luo X Xi

**B35 (huiyang)** 0,5 cun lateral à linha mediana posterior, na altura da última vértebra coccígea.
**Indicação** Dor no cóccix. Retenção urinária.

**B36 (chengfu)** No ponto médio da linha glútea inferior.
**Indicação** Ciatalgia (irradiação para posterior da coxa), lombalgia, dor sacral. Hemorroidas.

**B37 (yinmen)** 6 cun abaixo de B36, entre os músculos bíceps femoral e semitendíneo.
**Indicação** Ciatalgia (irradiação para posterior da coxa), lombalgia.

# B

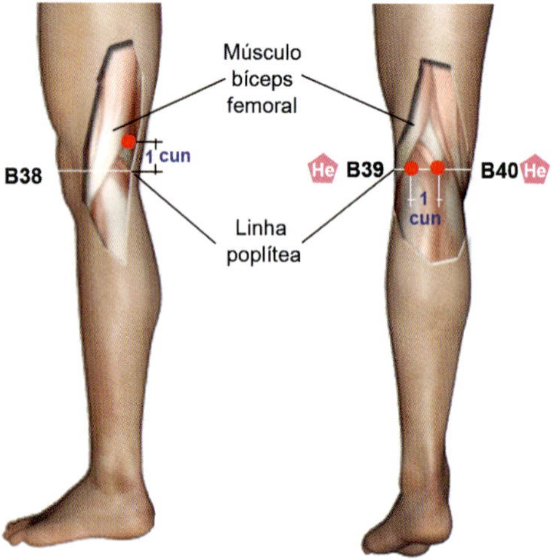




T Tonificação S Sedação He He M Mu H Hui Y Yuan L Luo X Xi

**B38 (fuxi)** 1 cun acima da linha poplítea, lado medial ao músculo bíceps femoral.

**Indicação** Dor na coxa, joelho. Distúrbio intestinal.

**B39 (weiyang)** 1 cun lateral a B40 (meio da linha poplítea), no lado medial do tendão do músculo bíceps femoral.

**Indicação** Regula o Aquecedor Inferior. Retenção urinária, incontinência urinária, edema de tornozelo. He

**B40 (weizhong)** No meio da linha poplítea.

**Indicação** Elimina o calor de verão (febre, erupção cutânea, insolação, vômito, diarreia). Esfria sangue (doenças da pele, erisipela, alergia, furúnculo). Lombalgia, ciatalgia, dor no joelho. He

# B

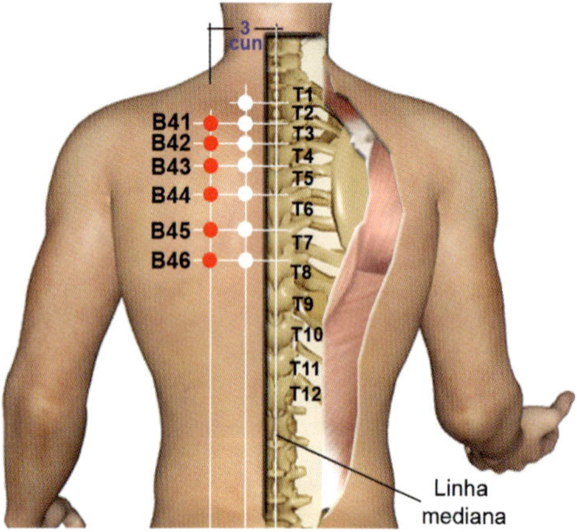
3 cun
B41
B42
B43
B44
B45
B46
T1
T2
T3
T4
T5
T6
T7
T8
T9
T10
T11
T12
Linha mediana

**B41 (fufen)** 3 cun laterais à linha mediana posterior, na altura da borda inferior do processo espinhoso da T2.

**Indicação** Dor e rigidez no ombro, nuca, dorsalgia.

**B42 (pohu)** 3 cun laterais à linha mediana posterior, na altura da borda inferior do processo espinhoso da T3.

**Indicação** Dor e rigidez na área da escápula. Tristeza, acalma a mente, aflição, preocupação. Pensamento suicida. Tosse, falta de ar.

**B43 (gaohuang)** 3 cun laterais à linha mediana posterior, na altura da borda inferior do processo espinhoso da T4.

**Indicação** Tonifica o Qi do corpo. Nutre a essência. Várias doenças crônicas com debilidade (usa-se moxa). Tosse seca, dificuldade para respirar, sudorese noturna. emória fraca, insônia, tontura, impotência, fraqueza.

**B44 (shentang)** 3 cun laterais à linha mediana posterior, na altura da borda inferior do processo espinhoso da T5.

**Indicação** Ansiedade, insônia, depressão. Estimula a mente e inteligência. Acalma a mente. Sensação de pressão no tórax.

**B45 (yixi)** 3 cun laterais à linha mediana posterior, na altura da borda inferior do processo espinhoso da T6.

**Indicação** Dor no corpo, tosse, dor nas costas.

**B46 (geguan)** 3 cun laterais à linha mediana posterior, na altura da borda inferior do processo espinhoso da T7.

**Indicação** Regula o Aquecedor Médio. Soluço, pleurite, dor nas costas.

# B

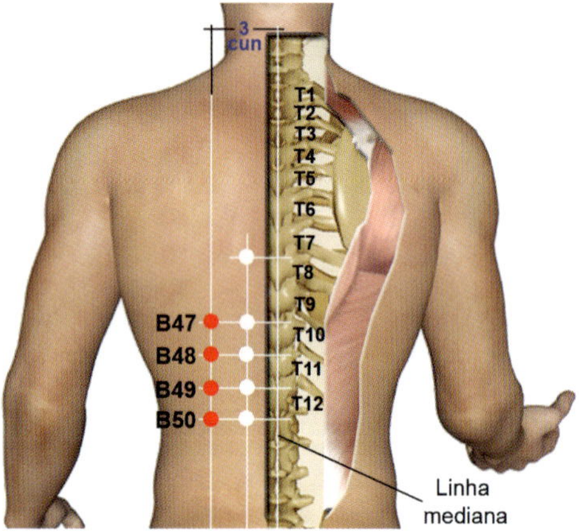




T Tonificação S Sedação M Mu H Hui Y Yuan L Luo X Xi

**B47 (hunmen)** 3 cun laterais à linha mediana posterior, na altura da borda inferior do processo espinhoso da T9.

**Indicação** Regula o Qi do Fígado. Depressão, ressentimento. Estimula o ânimo na vida. fortalece os tendões. Hepatite. Diarreia, icterícia.

**B48 (yanggang)** 3 cun laterais à linha mediana posterior, na altura da borda inferior do processo espinhoso da T10.

**Indicação** Regula a Vesícula Biliar. Icterícia, colecistite. Gastrointestinal. Toracolombalgia.

**B49 (yishe)** 3 cun laterais à linha mediana posterior, na altura da borda inferior do processo espinhoso da T11.

**Indicação** Elimina a umidade e o calor. Icterícia, hepatite. Flatulência, vômito. Memória fraca, preocupação, muitos pensamentos.

**B50 (weicang)** 3 cun laterais à linha mediana posterior, na altura da borda inferior do processo espinhoso da T12.

**Indicação** Regula o Aquecedor Médio. Má digestão, vômito, distensão abdominal.

# B

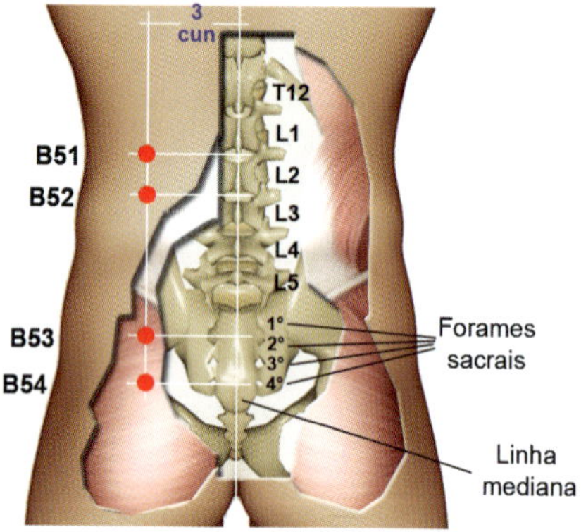




T Tonificação S Sedação M Mu H Hui Y Yuan L Luo X Xi

**B51 (huangmen)** 3 cun laterais à linha mediana posterior, na altura da borda inferior do processo espinhoso da L1.
**Indicação** Beneficia as mamas. Dor nas mamas, nódulo na mama. Lombalgia.

**B52 (zhishi)** 3 cun laterais à linha mediana posterior, na altura da borda inferior do processo espinhoso da L2.
**Indicação** Tonifica o Rim e a essência. Lombalgia, ciatalgia. Tontura, impotência, infertilidade. Problemas para urinar. Depressão, desânimo.

**B53 (baohuang)** 3 cun laterais à linha mediana posterior, na altura do 2° forame sacral.
**Indicação** Lombalgia, dor sacral, retenção urinária, edema, hipertrofia da próstata.

**B54 (zhibian)** 3 cun laterais à linha mediana posterior, na altura do 4° forame sacral.
**Indicação** Lombalgia, hipertrofia da próstata, hemorroidas.

# B

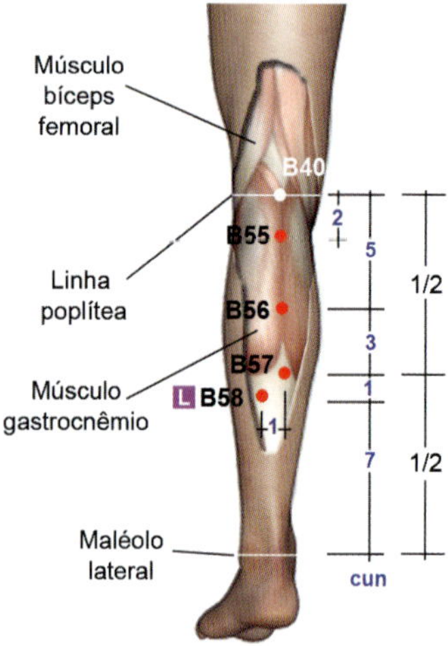

Músculo bíceps femoral
B40
B55
B56
B57
L B58
Linha poplítea
Músculo gastrocnêmio
Maléolo lateral
2
5
3
1
7
1
1/2
1/2
cun

**B55 (heyang)** 2 cun abaixo da linha poplítea, entre os dois ventres musculares de gastrocnêmio.

**Indicação** Lombalgia, dor na perna.

**B56 (chengjin)** 5 cun abaixo da linha poplítea, entre os dois ventres musculares de gastrocnêmio.

**Indicação** Relaxa os músculos. Ciatalgia, cãibra na perna, hemorroidas.

**B57 (chengshan)** 8 cun abaixo da linha poplítea, na mesma direção vertical de B56 (no meio da distância entre poplítea e proeminênica do maléolo lateral).

**Indicação** Relaxa os músculos. Ciatalgia, cãibra na perna, hemorroidas.

**B58 (feiyang)** 1 cun abaixo e 1 cun lateral a B57.

**Indicação** Lombalgia, ciatalgia. Dor de cabeça, tontura, cervicalgia, hemorroidas. L

# B

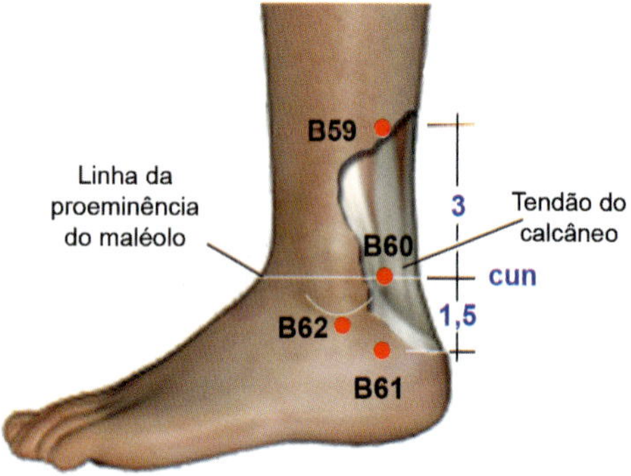


 T Tonificação S Sedação M Mu H Hui Y Yuan L Luo X Xi

**B59 (fuyang)** 3 cun acima da linha da proeminência do maléolo lateral, numa depressão entre maléolo lateral e tendão do calcâneo.

**Indicação** Lombalgia, ciatalgia, fraqueza na perna. Dor de cabeça, insônia.

**B60 (kunlun)** Na linha da proeminência do maléolo lateral, numa depressão entre maléolo lateral e tendão do calcâneo.

**Indicação** Elimina o vento interior, domina o Qi da cabeça. Revigora o sangue. Dor de cabeça, tontura, vermelhidão, dor nos olhos. Ciatalgia, lombalgia, dorsalgia, cervicalgia, torcicolo. Parto difícil, retenção da placenta.

**B61 (pucan)** 1,5 cun abaixo do B60.

**Indicação** Dor de cabeça, dorsalgia, cãibra.

**B62 (shenmai)** Depressão logo abaixo do maléolo lateral.

**Indicação** Elimina o vento interior e exterior. Domina o QI da cabeça. Dor de cabeça, dor nos olhos, tontura. Insônia, sonolência. Resfriado com febre. Cervicalgia, dorsalgia, lombalgia.

# B

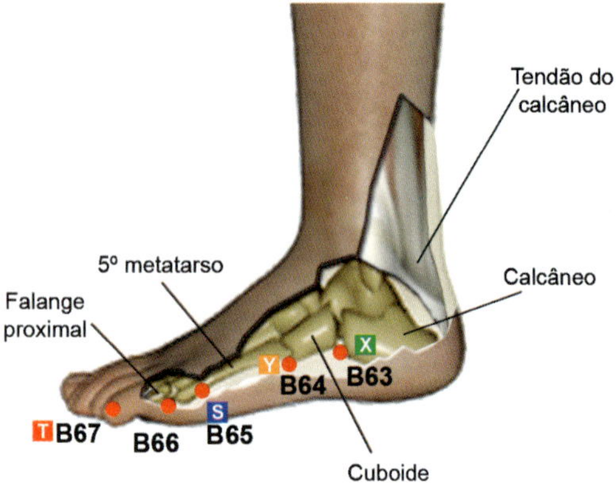




T Tonificação S Sedação M Mu H Hui Y Yuan L Luo X Xi

**B63 (jinmen)** No lateral do pé, entre osso cuboide e calcâneo.
**Indicação** Elimina dor ao longo do canal de Bexiga. Lombalgia, dor no joelho, na perna. X

**B64 (jinggu)** No lateral do pé, entre a base e a tuberosidade do 5º metatarso.
**Indicação** Elimina o vento interior. Domina o Qi da cabeça. Dor de cabeça, tontura, dor no olho, rinite. Y

**B65 (shugu)** No lateral do pé, próximo à cabeça do 5º metatarso.
**Indicação** Elimina o vento exterior. Esfria o calor. Dor de cabeça com rigidez cervical, tontura, cefaleia occipital. Febre, diarreia. S

**B66 (zutonggu)** No lateral do pé, entre a base e o corpo da falange proximal do dedo mínimo do pé.
**Indicação** Sensação de peso na cabeça, tontura, sangramento nasal, conjuntivite. Dor e queimação ao urinar.

**B67 (zhiyin)** 0,1 cun lado lateral do leito ungueal do dedo mínimo do pé.
**Indicação** Elimina o vento interior e exterior. Dor de cabeça, cefaleia occipital, dor no pescoço. Conjuntivite, rinite, dor de garganta, zumbido. Promove o trabalho de parto. T

# Rim

## Yin

## Água

## 17-19 h

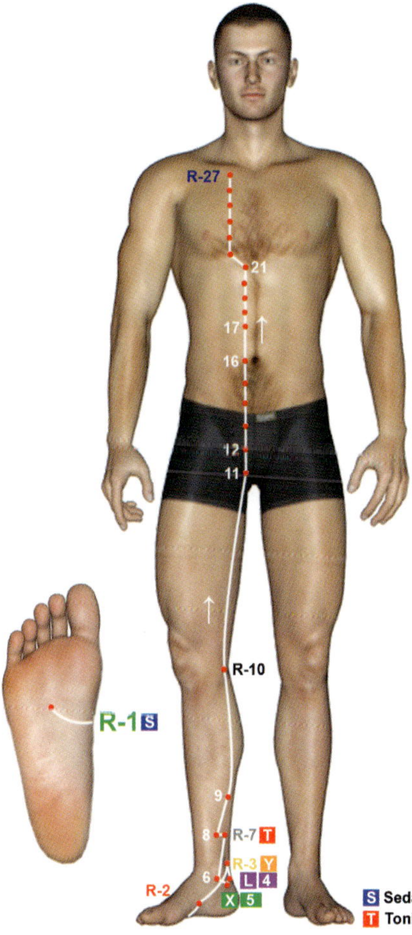


S Sedação
T Tonificação
Y Yuan
L Luo
X Xi

# R

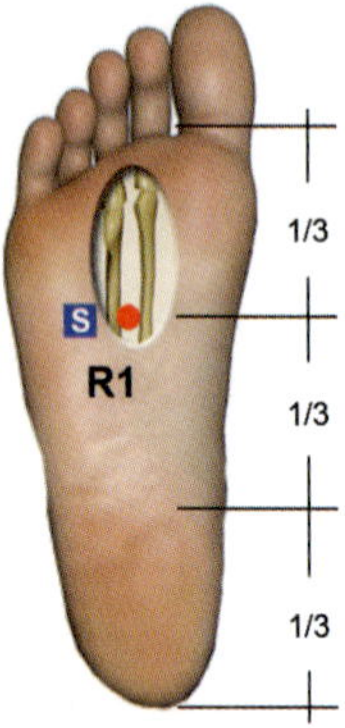


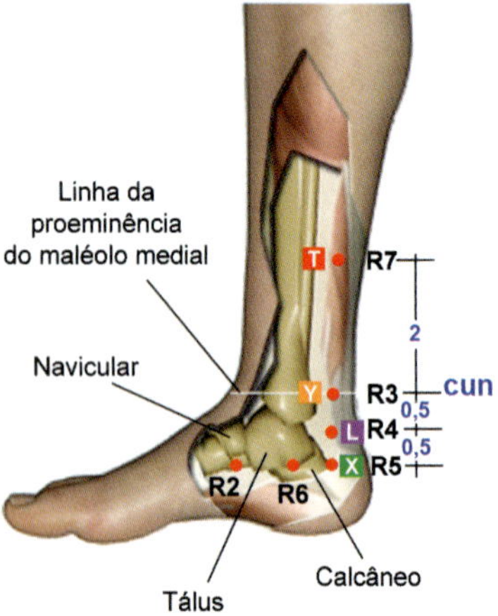




T Tonificação S Sedação M Mu H Hui Y Yuan L Luo X Xi

# R

**R1 (yongquan)** Na planta do pé, entre os ossos 2º e 3º metatarsais, cerca de um terço anterior do pé.

**Indicação** Elimina o vento interior. Reduz o Qi do corpo quando em excesso. Domina o Subida do Qi do fígado para cabeça. Ressuscitação, acalma a mente. Dor de cabeça, crise de enxaqueca. S

**R2 (rangu)** No anteroinferior do osso navicular.

**Indicação** Filtra o calor por deficiência do Rim. Rubor malar, calor dos cinco palmos, sudorese noturna. Distúrbio menstrual, infertilidade, impotência.

**R3 (taixi)** Na linha da proeminência do maléolo medial, numa depressão entre maléolo medial e tendão do calcâneo.

**Indicação** Tonifica o Rim (moxa: tonifica o Yang do Rim). Menstruação irregular, excesso de sangramento. Lombalgia, fraqueza, dor no joelho, infertilidade, audição fraca, tontura, insônia. Y

**R4 (dazhong)** 0,5 cun abaixo do R3, frente ao tendão do calcâneo.

**Indicação** Fortalece o Rim. Palpitação, agitação, desânimo. Dificuldade para urinar, falta de ar, tosse, asma. L

**R5 (shuiquan)** 1 cun abaixo do R3, na depressão entre o tálus e o calcâneo.

**Indicação** Regula menstruação e micção. Dificuldade para urinar, cólica menstrual. X

**R6 (zhaohai)** 1 cun abaixo da proeminência do maléolo medial.

**Indicação** Nutre o Yin do Rim. Acalma a mente, ansiedade, medo, insônia, climatério (menopausa), menstruação irregular, câibra. Olhos secos, garganta seca.

**R7 (fuliu)** 2 cun acima da proeminência do maléolo medial, frente ao tendão do calcâneo.

**Indicação** Tonifica o Rim, elimina a umidade. Doenças urológicas, doenças intestinais. Controla sudorese (Junto com IG4: elimina Vento-Frio exterior). Edema, diarreia, lombalgia. T

# R

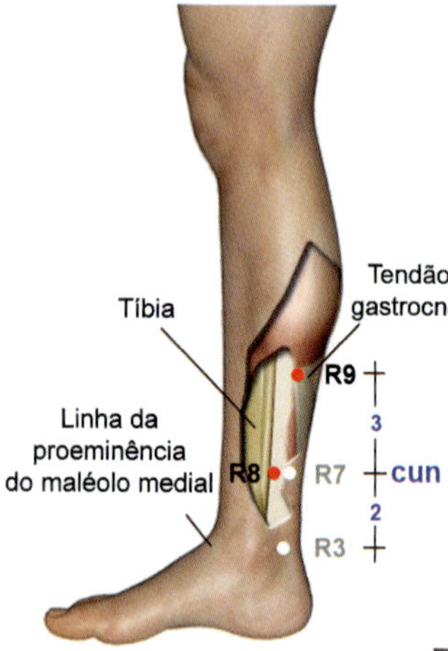


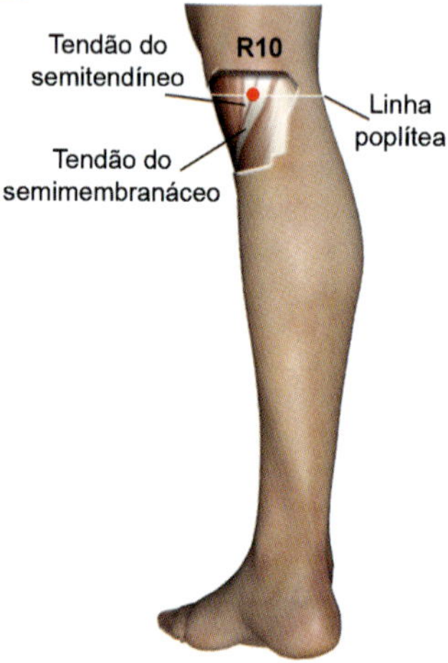




T Tonificação S Sedação M Mu H Hui Y Yuan L Luo X Xi

**R8 (jiaoxin)** 2 cun acima da proeminência do maléolo medial, 0,5 cun anterior a R7.

**Indicação** Elimina a umidade. Dor abdominal, regula a menstruação.

**R9 (zhubin)** 5 cun acima da proeminência do maléolo medial, anterior ao tendão do gastrocnêmio.

**Indicação** Tonifica o yin do Rim. Acalma a mente, ansiedade, palpitação, depressão, insônia.

**R10 (yingu)** No lado medial da linha poplítea, entre os tendões semitendinoso e semimembranoso.

**Indicação** Tonifica o yin do Rim (garganta seca, olhos secos). Elimina a umidade do Aquecedor Inferior (problemas urinários).

# R

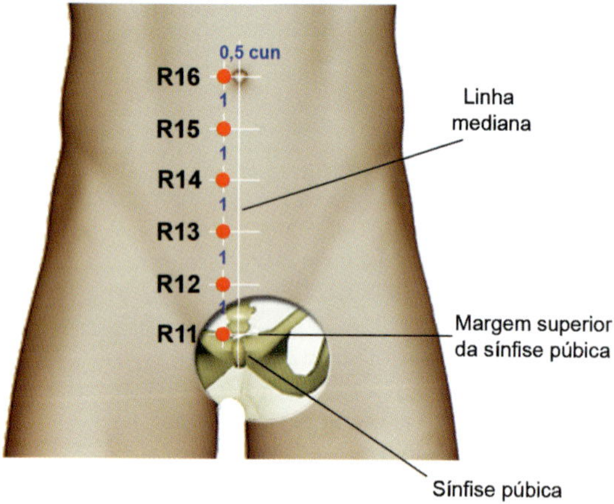
0,5 cun
R16
1
R15
1
R14
1
R13
1
R12
1
R11
Linha mediana
Margem superior da sínfise púbica
Sínfise púbica

**R11 (henggu)** Na altura da margem superior da sínfise púbica, 0,5 cun lateralmente à linha mediana.

**Indicação** Elimina a umidade (problemas urinários). Movimenta o Qi e o sangue no Aquecedor Inferior (dor genital, dor abdominal).

**R12 (dahe)** 1 cun acima da margem superior da sínfise púbica, 0,5 cun lateralmente à linha mediana.

**Indicação** Tonifica o Rim e a essência. Fortalece o útero. Infertilidade, menstruação irregular, prolapso uterino, corrimento vaginal, impotência. Tinido, surdez.

**R13 (qixue)** 2 cun acima da margem superior da sínfise púbica, 0,5 cun lateralmente à linha mediana.

**Indicação** Tonifica o Rim e a essência. Fortalece o útero, regula a menstruação, infertilidade, corrimento vaginal. Problemas urinários. Tinido, surdez.

**R14 (siman)** 3 cun acima da margem superior da sínfise púbica, (ou 2 cun abaixo do umbigo), 0,5 cun lateralmente à linha mediana.

**Indicação** Movimenta o Qi e fortalece o sangue no Aquecedor Inferior. Regula menstruação, infertilidade, corrimento vaginal. Problemas urinários, edema.

**R15 (zhongzhu)** 1 cun abaixo do umbigo, 0,5 cun lateralmente à linha mediana.

**Indicação** Regula o Aquecedor Inferior. Dor de barriga, constipação, fezes secas, diarreia. Menstruação irregular.

**R16 (huangshu)** 0,5 cun lateral do umbigo.

**Indicação** Tonifica o Rim. Movimenta o Qi e o sangue no abdome. Dor abdominal, constipação, diarreia, náusea, vômito. Tinido, surdez, cansaço.

# R

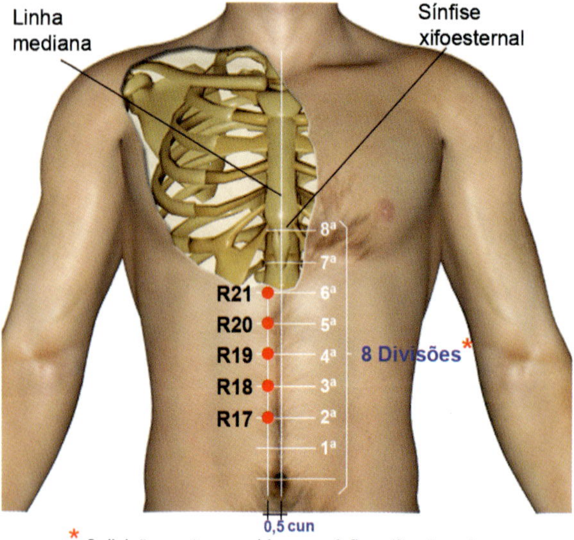


* 8 divisões entre o umbigo e a sínfise xifoesternal.

**R17 (shangqu)** 2ª divisão (2 cun) acima do umbigo e 0,5 cun lateralmente à linha mediana.

**Indicação** Regula o Intestino Grosso, o Estômago e o Baço. Constipação, diarreia, vômito, dor abdominal.

**R18 (shiguan)** 3ª divisão (3 cun) acima do umbigo e 0,5 cun lateralmente à linha mediana.

**Indicação** Regula o Intestino Grosso, o Estômago e o Baço. Constipação, diarreia, vômito, dor abdominal.

**R19 (yindu)** 4ª divisão (4 cun) acima do umbigo e 0,5 cun lateralmente à linha mediana.

**Indicação** Regula o Intestino Grosso, o Estômago e o Baço. Constipação, diarreia, vômito, dor abdominal.

**R20 (futonggu)** 5ª divisão (5 cun) acima do umbigo e 0,5 cun lateralmente à linha mediana.

**Indicação** Regula o Intestino Grosso, o Estômago e o Baço. Constipação, diarreia, vômito, dor abdominal.

**R21 (youmen)** 6ª divisão (6 cun) acima do umbigo (ou 2 cun abaixo da sínfise xifoesternal) e 0,5 cun lateralmente à linha mediana.

**Indicação** Harmoniza o Estômago. Náusea (durante a gravidez), azia, vômito. Beneficia as mamas.

# R

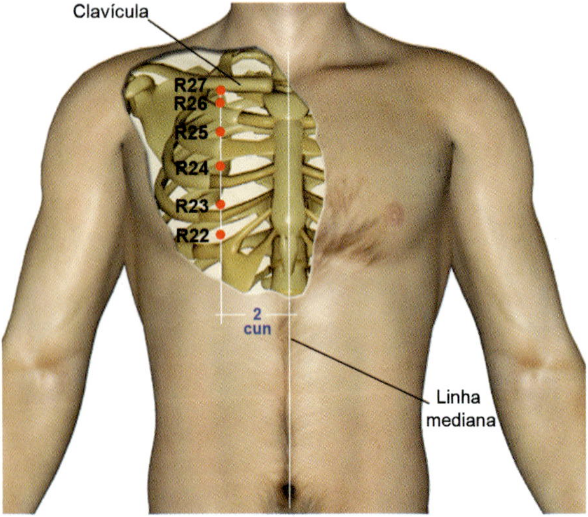

**R22 (bulang)** No 5º espaço intercostal, 2 cun lateralmente à linha mediana.

**Indicação** Regula o Qi do pulmão. Tosse, falta de ar, náusea, dor nas mamas.

**R23 (shenfeng)** No 4º espaço intercostal, 2 cun lateralmente à linha mediana.

**Indicação** Harmoniza o Rim e o Pulmão (promove a descida do Qi do Pulmão). Dificuldade para respirar, tosse. Domina a rebelião do Qi do Estômago (náusea, vômito).

**R24 (lingxu)** No 3º espaço intercostal, 2 cun lateralmente à linha mediana.

**Indicação** Harmoniza o Rim e o Pulmão (promove a descida do Qi do Pulmão). Dificuldade para respirar, tosse. Domina a rebelião do Qi do Estômago (náusea, vômito).

**R25 (shencang)** No 2º espaço intercostal, 2 cun lateralmente à linha mediana.

**Indicação** Harmoniza o Rim e o Pulmão (promove a descida do Qi do Pulmão). Dificuldade para respirar, tosse. Domina a rebelião do Qi do Estômago (náusea, vômito).

**R26 (yuzhong)** No 1° espaço intercostal, 2 cun lateralmente à linha mediana.

**Indicação** Harmoniza o Rim e o Pulmão (promove a descida do Qi do Pulmão). Dificuldade para respirar, tosse. Domina a rebelião do Qi do Estômago (náusea, vômito).

**R27 (shufu)** Na margem inferior da clavícula, 2 cun lateralmente à linha mediana.

**Indicação** Harmoniza o Rim e o Pulmão (promove a descida do Qi do Pulmão). Dificuldade para respirar, tosse. Domina a rebelião do Qi do Estômago (náusea, vômito).

# Pericárdio

**Yin**

**Fogo**

**19-21 h**

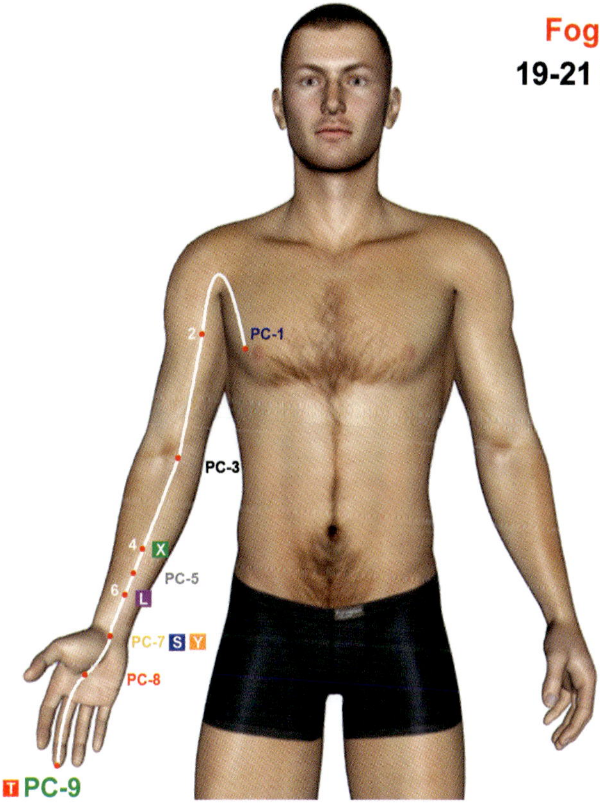


S Sedação
T Tonificação
Y Yuan
L Luo
X Xi

# PC

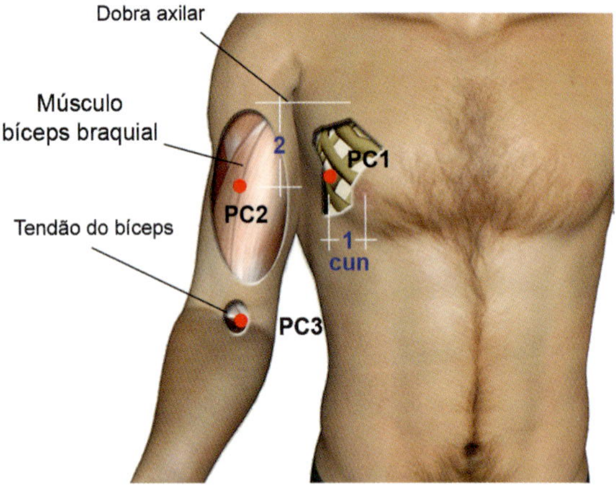

Dobra axilar
Músculo bíceps braquial
Tendão do bíceps
2
PC1
PC2
1 cun
PC3

**PC1 (tianchi)** No 4° espaço intercostal, 1 cun lateral do mamilo.

**Indicação** Tosse, sensação de aperto no tórax, dor nas mamas.

**PC2 (tianquan)** 2 cun abaixo da dobra axilar, entre as duas cabeças do músculo bíceps braquial.

**Indicação** Angina no peito, palpitação, doença coronária, soluço, dor no braço.

**PC3 (quze)** Na prega do cotovelo, lado ulnar do músculo bíceps.

**Indicação** Elimina o vento interior. Movimenta o Qi e o sangue. Resfria o sangue (doenças da pele). Vômito, náusea. Febre, boca seca. Palpitação, angina no peito, agitação.

# PC

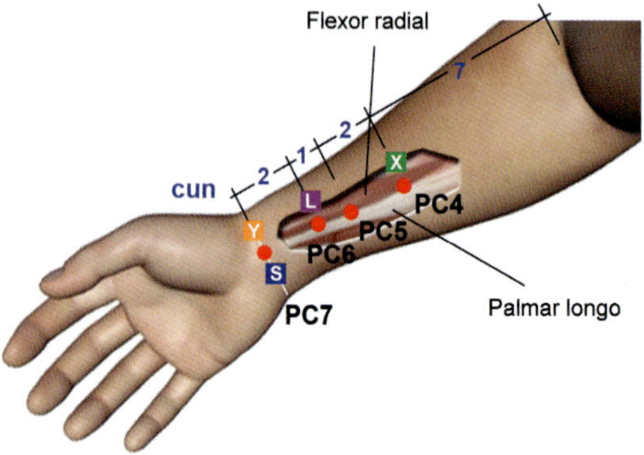


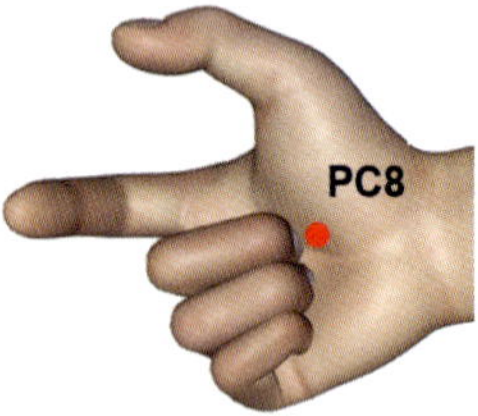


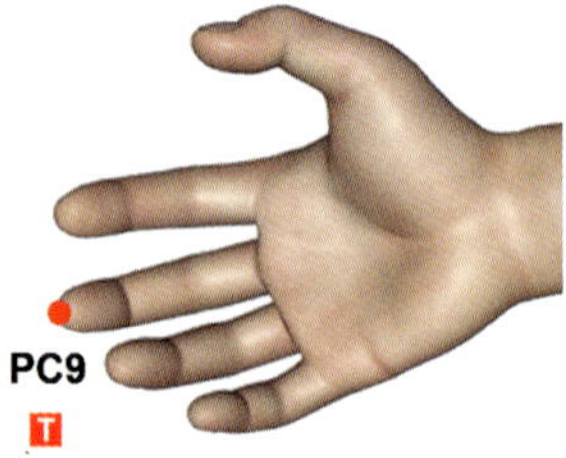




T Tonificação S Sedação M Mu H Hui Y Yuan L Luo X Xi

**PC4 (ximen)** 5 cun acima da linha do punho, entre os tendões dos músculos palmar longo e flexor radial do carpo.
**Indicação** Revigora e esfria o sangue. Interrompe a dor aguda do canal. Regula o batimento cardíaco (arritmia e palpitação). Ansiedade, insônia, depressão. Doenças da pele. X

**PC5 (jianshi)** 3 cun acima da linha do punho, entre os tendões dos músculos palmar longo e flexor radial do carpo.
**Indicação** Domina a rebelião do Qi do Estômago (náusea, vômito). Bolo na garganta, palpitação, ansiedade, menstruação irregular.

**PC6 (neiguan)** 2 cun acima da linha do punho, entre os tendões dos músculos palmar longo e flexor radial do carpo.
**Indicação** Move o Qi e o sangue no tórax. Acalma a mente. Ansiedade, palpitação, depressão, tristeza. Náusea, vômito, regula a menstruação. Rigidez no pescoço. Túnel do carpo. L

**PC7 (daling)** No meio da linha do punho, entre os tendões dos músculos palmar longo e flexor radial do carpo.
**Indicação** Acalma a mente. Ansiedade, agitação, depressão. Náusea, vômito. Túnel do carpo. S Y

**PC8 (laogong)** Na palma da mão, entre 2º e 3º ossos metacarpais.
**Indicação** Resfria o fogo do Coração. Esfria o sangue. Angina no peito, afta na língua, insônia, agitação, ansiedade, febre, boca seca.

**PC9 (zhongchong)** Ponta do dedo médio.
**Indicação** Elimina o vento exterior. Filtra o calor. Febre, ressuscitação, ansiedade, palpitação, insônia, AVC. T

# Triplo Aquecedor

**Yang**

**Fogo**

**21-23 h**

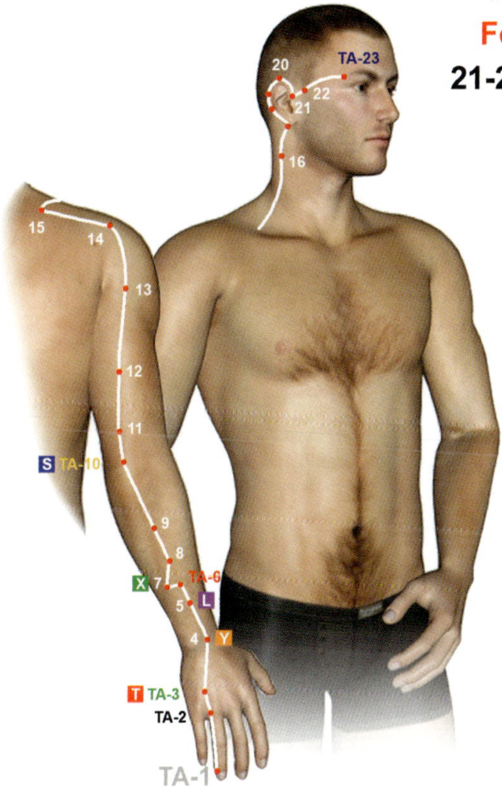


S Sedação
T Tonificação
Y Yuan
L Luo
X Xi

# TA

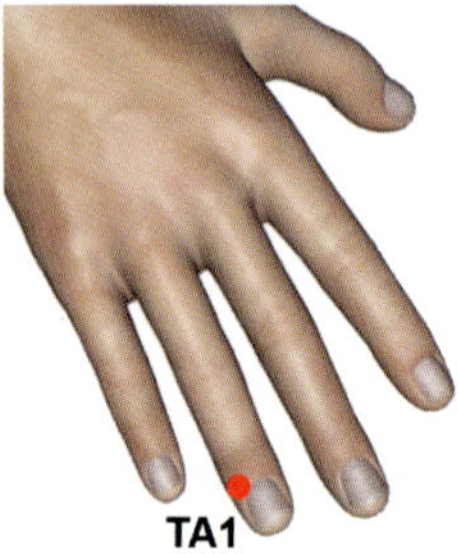


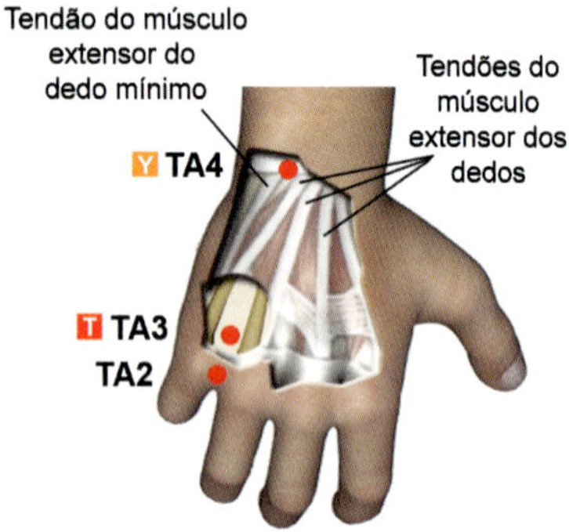




T Tonificação S Sedação M Mu H Hui Y Yuan L Luo X Xi

**TA1 (guanchong)** 0,1 cun lado ulnar do leito ungueal do dedo anular.

**Indicação** Elimina o vento exterior. Elimina o calor. Febre, boca seca. Tinido, surdez, dor no ouvido. Dor no cotovelo, ombro, cervical.

**TA2 (yenmen)** No limite entre dois digitais da mão, entre o 4º e o 5º dedo.

**Indicação** Problemas de ouvido, dor na garganta, dor de dente, sangramento na gengiva.

**TA3 (zhongzhu)** Próximo às cabeças dos 4º e 5º metacarpos.

**Indicação** Dor de cabeça temporal (subida do yang do Fígado). Doenças do ouvido. Depressão. T

**TA4 (yangchi)** Na depressão no meio da articulação do punho, entre os tendões do músculo extensor dos dedos e o tendão do músculo extensor do dedo mínimo.

**Indicação** Tonifica o Qi original em todas as doenças crônicas. Dor de cabeça occipital e lateral. Dor do braço e do ombro. Dificuldade urinária, edema, menstruação irregular. Y

# TA

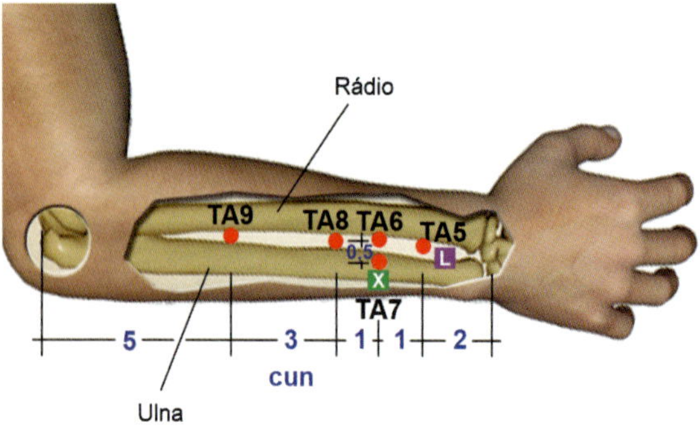



T Tonificação S Sedação M Mu H Hui Y Yuan L Luo X Xi

**TA5 (waiguan)** 2 cun acima da prega do punho entre o rádio e a ulna.

**Indicação** Elimina o vento-calor (febre, pulso flutuante e rápido, sudorese leve, gosto amargo). Analgesia para membro superior. Resfriado, dor de cabeça, doenças do ouvido, dor nos olhos. L

**TA6 (zhigou)** 3 cun acima da prega do punho entre o rádio e a ulna.

**Indicação** Dor no lateral das costelas, dor no tórax. Constipação, dor abdominal. Doenças da pele (erupções, urticária. Junto com VB31: herpes-zoster).

**TA7 (huizong)** 3 cun acima da prega do punho, 0,5 cun de TA6 em direção à ulna.

**Indicação** Dor nos braços, ouvido. Dor de cabeça temporal. X

**TA8 (sanyangluo)** 4 cun acima da prega do punho entre o rádio e a ulna.

**Indicação** Perda súbita de voz. Perda de audição. Dor no membro superior.

**TA9 (sidu)** 7 cun acima da prega do punho entre o rádio e a ulna.

**Indicação** Dor no antebraço, nos dentes, laringite, rouquidão, problemas auditivos.

# TA

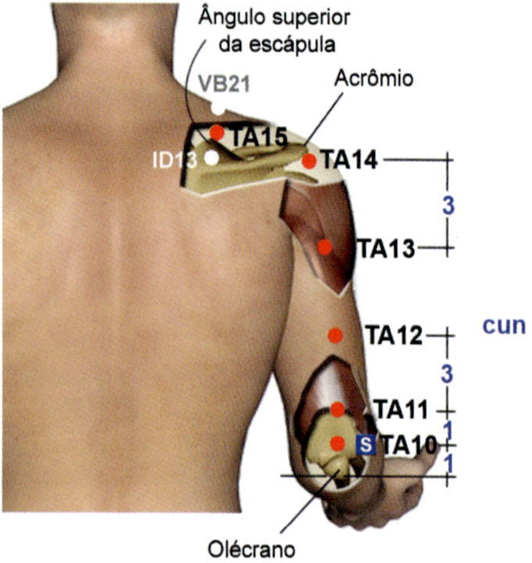
Ângulo superior
da escápula
VB21
Acrômio
TA15
ID13
TA14
3
TA13
cun
TA12
3
TA11
1
S TA10
1
Olécrano

**TA10 (tianjing)** Na depressão, 1 cun acima do olécrano com o cotovelo flexionado.
**Indicação** Relaxa os tendões e alivia rigidez do cotovelo. Dor de cabeça na nuca e no temporal. Inchaço de linfonodo. S

**TA11 (qinglengquan)** 1 cun acima do TA10 (2 cun acima do olécrano).
**Indicação** Dor no membro superior, dor de cabeça.

**TA12 (xialuo)** 5 cun acima do olécrano (no ponto entre TA11 e TA13).
**Indicação** Dor de cabeça, na nuca, no dente, no membro superior.

**TA13 (naohui)** Posterolateral do braço, 3 cun abaixo do acrômio, na margem inferior de deltoide.
**Indicação** Dor no ombro, no braço, na escápula. Hipertrofia da glândula tireoide (bócio).

**TA14 (jianliao)** Na depressão posterior do acrômio.
**Indicação** Dor no ombro, no braço, na escápula, bursite.

**TA15 (tianliao)** Próximo ao ângulo superior da escápula. No meio entre ID13 e VB21.
**Indicação** Dor no ombro, no braço, rigidez na nuca.

# TA

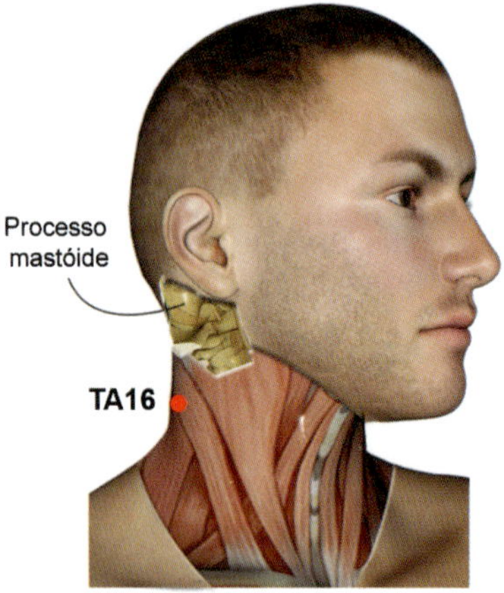
Processo mastóide
TA16

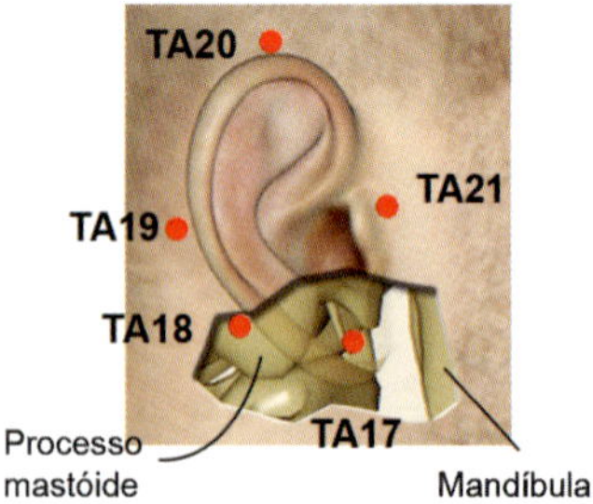
TA20
TA21
TA19
TA18
TA17
Processo mastóide
Mandíbula

**TA16 (tianyou)** Na margem posterior do músculo esternocleido-mastóideo, diretamente abaixo do processo mastóide.

**Indicação** Regula subida e descida do Qi à cabeça. Dor de cabeça temporal, dor na nuca, tontura. Surdez, visão turva, excesso de lacrimação.

**TA17 (yifeng)** Na depressão póstero-inferior da orelha, entre a mandíbula e o processo mastóide.

**Indicação** Elimina o vento. Problemas do ouvido. Disfunção ATM, paralisia facial.

**TA18 (chimai)** Logo atrás da margem da orelha, na depressão no processo mastóide.

**Indicação** Paresia facial. Dor de cabeça. Problemas do ouvido.

**TA19 (luxi)** No meio da orelha, na depressão atrás da margem da orelha.

**Indicação** Paresia facial. Dor de cabeça. Problemas do ouvido.

**TA20 (jiaosun)** Logo em cima do ápice da orelha.

**Indicação** Problemas do ouvido, conjuntivite, dor de dente, gengivite.

**TA21 (ermen)** Anterior à orelha, na frente do trago da orelha.

**Indicação** Elimina o vento. Problemas do ouvido. Disfunção ATM, paralisia facial.

# TA

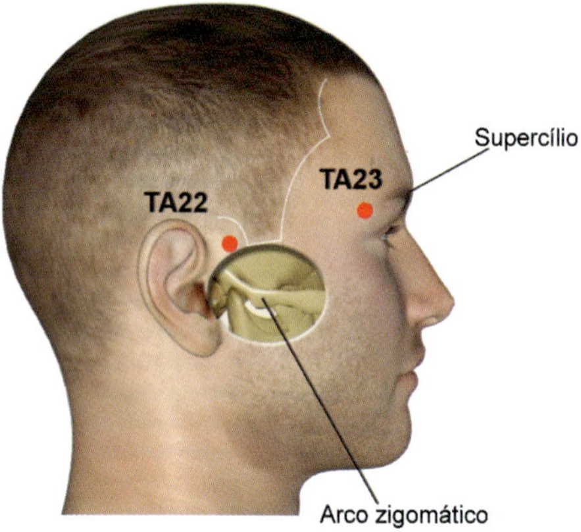

**TA22 (erheliao)** Anterior à orelha, no limite posteroinferior dos cabelos, acima do arco zigomático.

**Indicação** Elimina o vento. Dor de cabeça, zumbido, dor de dente, Disfunção ATM.

**TA23 (sizhukong)** Na extremidade lateral do supercílio.

**Indicação** Elimina o vento exterior. Dor de cabeça, tontura, paresia facial, tique facial.

# Vesícula Biliar

**Yang**

**Madeira**

**23-1 h**

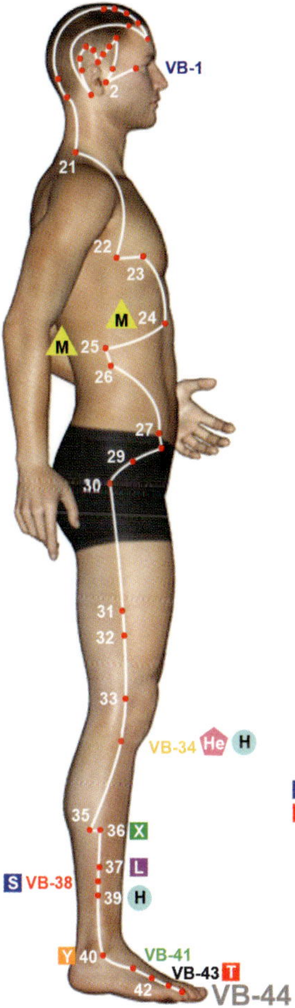


S Sedação
T Tonificação

He He
M Mu
H Hui
Y Yuan
L Luo
X Xi

# VB

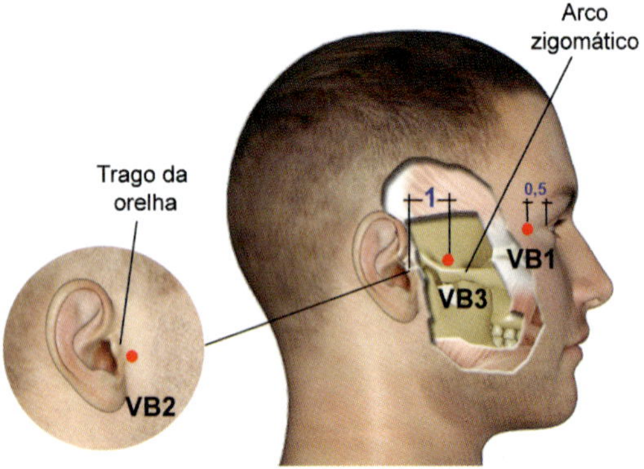

**VB1 (tongziliao)** 0,5 cun lateral, no ângulo externo do olho, numa depressão óssea.

**Indicação** Elimina o calor e o vento. Dor nos olhos, dor de cabeça (têmpora).

**VB2 (tinghui)** Numa depressão com boca aberta, anteroinferior do trago da orelha.

**Indicação** Elimina o vento exterior. Problemas auditivos. Disfunção ATM, neuralgia trigeminal, dor de dente.

**VB3 (shanguan)** Cerca de 1 cun frente ao trago do ouvido, na borda superior do arco zigomático.

**Indicação** Dor de cabeça, dor de dente. Problemas de audição, zumbido.

# VB

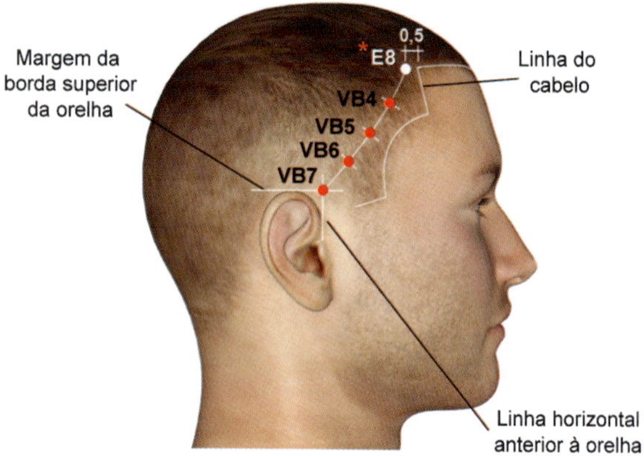


* **E8 (touwei)**: 0,5 cun posterior da linha do cabelo

**VB4 (hanyan)** 1/4 abaixo de E8 numa linha imaginária entre E8 e VB7.

**Indicação** Elimina o vento interior. Domina o yang do Fígado. Dor de cabeça, tontura, dor no olho.

**VB5 (xuanlu)** No ponto médio da linha imaginária entre E8 e VB7.

**Indicação** Elimina o vento interior. Domina o yang do Fígado. Dor de cabeça, dor no olho, dor de dente.

**VB6 (xuanli)** 1/4 acima de VB7 numa linha imaginária entre E8 e VB7.

**Indicação** Elimina o vento interior. Domina o yang do Fígado. Dor de cabeça, dor no olho, dor de dente.

**VB7 (qubin)** Na interseção de linha horizontal (ápice da orelha) e vertical (anterior à orelha).

**Indicação** Elimina o vento. Dor de cabeça, dor no olho, dor de dente.

# VB

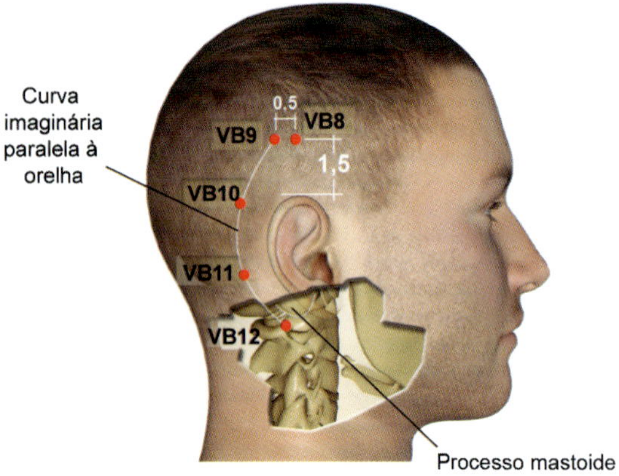


 T Tonificação S Sedação M Mu H Hui Y Yuan L Luo X Xi

**VB8 (shuaigu)** 1,5 cun acima do ápice da orelha.

**Indicação** Elimina o vento interno. Domina o yang do Fígado. Dor de cabeça, tontura, ressaca.

**VB9 (tianchong)** 1,5 cun acima do ápice da orelha e 0,5 cun atrás do VB8.

**Indicação** Elimina o vento interno. Domina o yang do Fígado. Dor de cabeça, tontura. Epilepsia. Dor de dente, gengivite.

**VB10 (fubai)** 1/3 abaixo do VB9 na curva imaginária entre VB9 e VB12.

**Indicação** Elimina o vento interior. Dor de cabeça, zumbido, dor de dente.

**VB11 (qiaoyin)** 2/3 abaixo do VB9 na curva imaginária entre VB9 e VB12.

**Indicação** Domina o yang do Fígado. Dor de cabeça (atrás da orelha), tontura, dor nos olhos, dor de ouvidos, gosto amargo.

**VB12 (wangu)** Numa depressão posterior e inferior do processo mastoide.

**Indicação** Elimina o vento interno. Domina o yang do Fígado. Dor de cabeça (na nuca), insônia, zumbido.

# VB

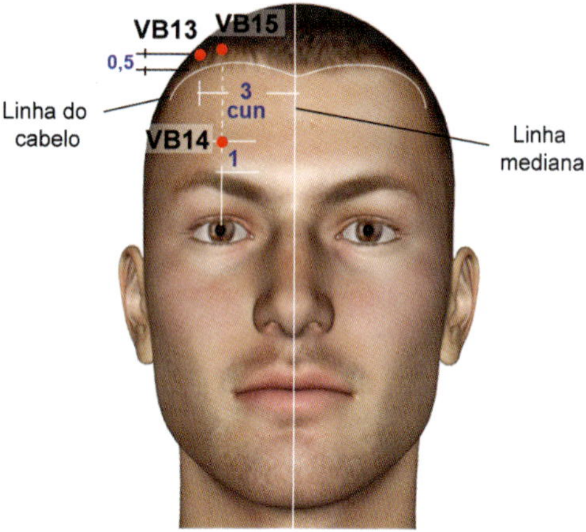




T Tonificação S Sedação M Mu H Hui Y Yuan L Luo X Xi

**VB13 (benshen)** 3 cun laterais à linha mediana e 0,5 cun acima da linha de cabelo.

**Indicação** Elimina o vento interno. Domina o yang do Fígado. Dor de cabeça, tontura. Acalma o Shen, esquizofrenia, ansiedade, depressão.

**VB14 (yangbai)** 1 cun acima do supercílio, na linha da pupila.

**Indicação** Elimina o vento interno. Domina o yang do Fígado. Paralisia facial, dor de cabeça, dor no olho, tontura.

**VB15 (toulinqi)** Na linha vertical da pupila, 0,5 cun acima da linha de cabelo.

**Indicação** Elimina o vento interno. Domina o yang do Fígado. Acalma a mente, depressão, excesso de pensamento, epilepsia, AVC, dor de cabeça (com olhos).

# VB

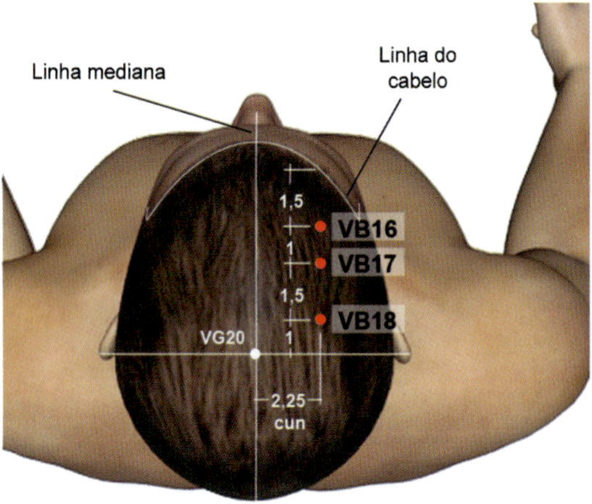

Linha mediana
Linha do cabelo
1,5
VB16
1
VB17
1,5
VB18
VG20
1
2,25 cun

**VB16 (muchuang)** 1,5 cun acima da linha de cabelo e 2,25 cun laterais à linha mediana.

**Indicação** Doenças oculares, rinite, sinusite, dor de cabeça.

**VB17 (zhengying)** 2,5 cun acima da linha de cabelo e 2,25 cun laterais à linha mediana (1cun atrás do VB16).

**Indicação** Dor de cabeça, tontura. Acalma a mente, excesso de pensamento, esquizofrenia, histeria.

**VB18 (chengling)** 4 cun acima da linha de cabelo e 2,25 cun laterais à linha mediana (1,5 cun atrás do VB17 ou 1 cun anterior a altura do VG20).

**Indicação** Domina o yang do Fígado. Beneficia o nariz. Dor de cabeça, acalma a mente, rinite, congestão nasal, sangramento nasal.

# VB

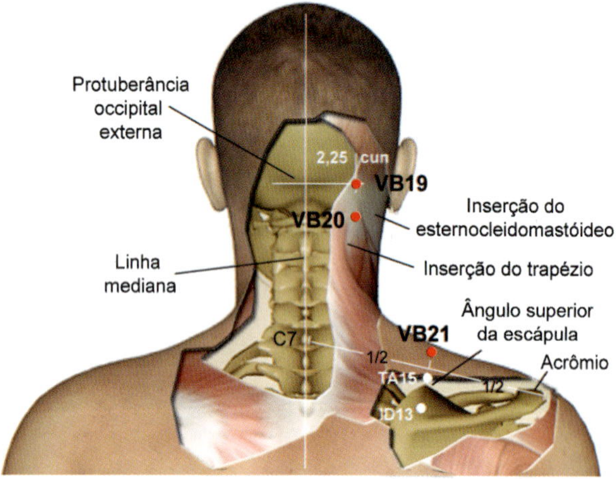

Protuberância occipital externa
2,25 cun
VB19
VB20
Inserção do esternocleidomastóideo
Linha mediana
Inserção do trapézio
Ângulo superior da escápula
VB21
C7
1/2
Acrômio
TA15
1/2
ID13

**VB19 (naokong)** Na altura da margem superior da protuberância occipital externa, 2,25 cun laterais à linha mediana.

**Indicação** Domina o yang do Fígado. Acalma a mente. Beneficia nariz e ouvido. Dor de cabeça, tontura, zumbido, tinido, congestão nasal, asma.

**VB20 (fengchi)** Na margem inferior da protuberância occipital externa numa depressão entre as inserções do músculo esternocleidomastóideo e do trapézio.

**Indicação** Elimina o vento. Domina o yang do Fígado. Dor de cabeça (occipital) e rigidez cervical (Junto com P7: elimina o vento-frio. Junto com IG4 e TA5: elimina vento-calor). Tontura, vertigem. Tinido, surdez.

**VB21 (jianjin)** Acima do ângulo superior da escápula, no ponto central entre processo espinhoso de C7 e extremidade do acrômio.

**Indicação** Dor e rigidez na nuca, tensão no ombro superior. Beneficia as mamas. Trabalho de parto difícil, retenção da placenta.

# VB

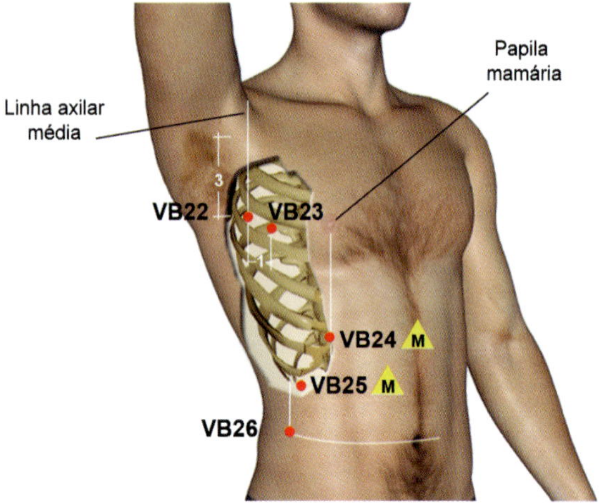




T Tonificação S Sedação M Mu H Hui Y Yuan L Luo X Xi

**VB22 (yuanye)** Na linha axilar média 3 cun abaixo da axila, no 4º espaço intercostal.

**Indicação** Tosse, neuralgia intercostal, sensação de aperto no tórax.

**VB23 (zhejin)** 1 cun anterior a VB22, no 4º espaço intercostal.

**Indicação** Tosse, neuralgia intercostal, sensação de aperto no tórax.

**VB24 (riyue)** Na linha do mamilo, no 7º espaço intercostal.

**Indicação** Elimina a umidade-calor. Problemas no fígado e na vesícula biliar. Neuralgia intercostal. M

**VB25 (jingmen)** Na margem inferior da extremidade da 12ª costela. M

**Indicação** Dificuldade urinária. Problemas gastrointestinais. Cólica renal.

**VB26 (daimai)** Na altura de umbigo, abaixo da 11ª costela.

**Indicação** Regula o útero. Corrimento vaginal, cólica menstrual. Cólica renal, diarreia.

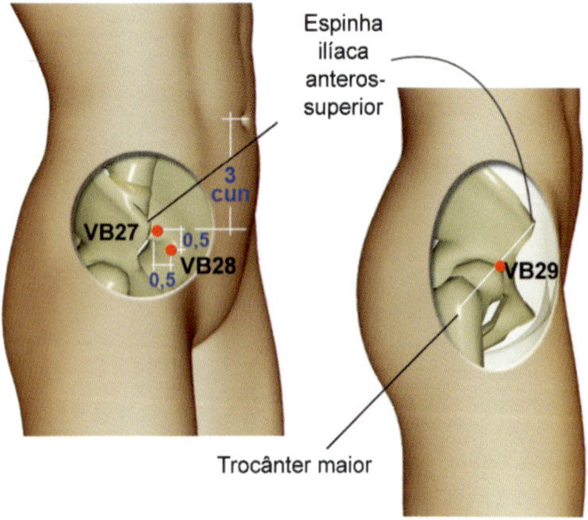
Espinha ilíaca anterossuperior
3 cun
VB27
0,5
VB28
0,5
VB29
Trocânter maior

**VB27 (wushu)** 3 cun abaixo da altura do umbigo, em frente à espinha ilíaca anterossuperior.

**Indicação** Corrimento vaginal, cólica menstrual. Cólica renal, diarreia. Lombalgia, dor articulação coxofemoral.

**VB28 (weidao)** 0,5 cun anterior e inferior da espinha ilíaca anterossuperior.

**Indicação** Cistite (inflamação na bexiga), herpes genital, endometriose, dificuldade para urinar, apendicite.

**VB29 (juliao)** No meio da distância entre trocânter maior e espinha ilíaca anterossuperior.

**Indicação** Dor no quadril, dor na lateral da perna, dor na virilha, ciatalgia.

# VB

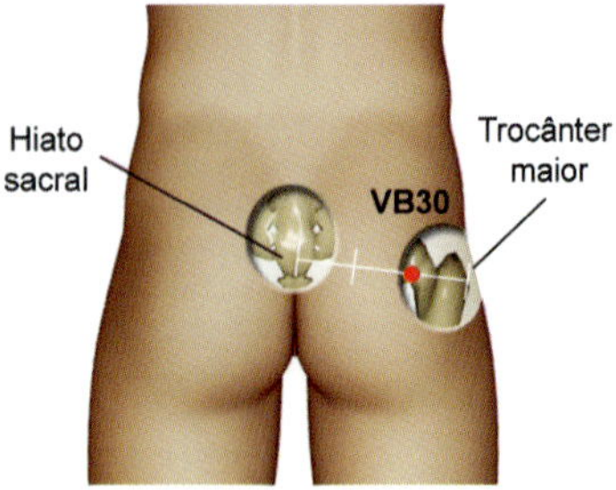
Hiato
sacral
Trocânter
maior
VB30

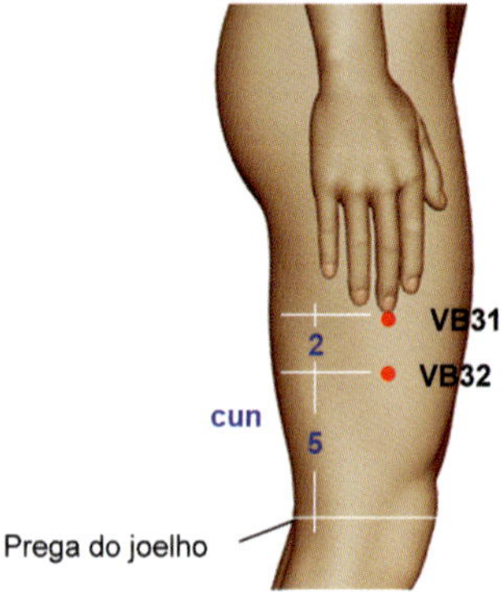
VB31
2
VB32
cun
5
Prega do joelho

**VB30 (huantiao)** 1/3 distal da margem inferior do músculo piriforme. (1/3 de distância entre trocânter maior e hiato sacral).

**Indicação** Estimula circulação do Qi e do sangue. Lombalgia, ciatalgia, dor na lateral da coxa, disfunção sacroilíaca, síndrome do piriforme.

**VB31 (fengshi)** Na lateral da coxa, 7 cun acima da prega do joelho.(Estendendo o braço e os dedos da mão paralelamente na coxa, o ponto correspondente à extremidade do dedo médio).

**Indicação** Elimina o vento, umidade e calor. Dor na articulação coxofemoral, ciatalgia. Doenças da pele, herpes-zoster.

**VB32 (zhongdu)** 2 cun abaixo do VB31 (ou 5 cun acima da prega do joelho).

**Indicação** Elimina o vento, umidade e calor. Dor na articulação coxofemoral, ciatalgia.

# VB

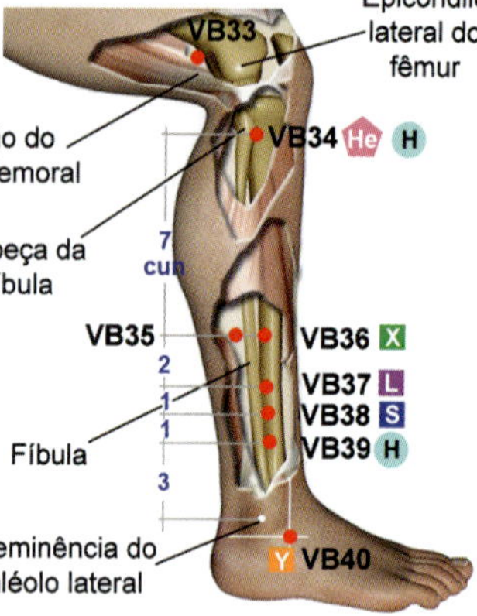


**VB33 (xiyangguan)** Na depressão entre o epicôndilo lateral do fêmur e o tendão do bíceps femoral (3 cun acima do VB34).

**Indicação** Elimina o vento e a umidade. Problemas do joelho, ligamentos e tendões.

**VB34 (yanglingquan)** Na depressão anterior e inferior da cabeça da fíbula.

**Indicação** Beneficia os tendões de todas as articulações. Relaxa os músculos, cãibra, espasmo. Dor no joelho. Problemas do fígado e da vesícula biliar. He H

**VB35 (yangjiao)** Na margem posterior da fíbula, 7 cun acima da proeminência do maléolo lateral.

**Indicação** Dor aguda ao longo do canal da vesícula biliar. Dor no joelho, na perna, no tornozelo.


T Tonificação S Sedação He He M Mu H Hui Y Yuan L Luo X Xi

**VB36 (waiqiu)** Na margem anterior da fíbula, 7 cun acima da proeminência do maléolo lateral.

**Indicação** Dor aguda ao longo do canal da vesícula biliar. Dor na lateral da perna. Rigidez na nuca. X

**VB37 (guangming)** Na margem anterior da fíbula, 5 cun acima da proeminência do maléolo lateral.

**Indicação** Dor de cabeça (lateral), gosto amargo, dor nos olhos, visão noturna diminuída. L

**VB38 (yangfu)** Na margem anterior da fíbula, 4 cun acima da proeminência do maléolo lateral.

**Indicação** Enxaqueca crônica (subida de yang do Fígado), gosto amargo. S

**VB39 (xuanzhong)** Na margem anterior da fíbula, 3 cun acima da proeminência do maléolo lateral.

**Indicação** Nutre a medula. Domina o yang do Fígado. Elimina o vento. Dor de cabeça, tontura, rigidez cervical (torcicolo). H

**VB40 (qiuxu)** Na depressão anteroinferior da proeminência do maléolo lateral (interseção entre linhas vertical e horizontal)

**Indicação** Dor ao longo do canal da vesícula biliar. Depressão, suspiro, mau humor. Problemas no fígado e na vesícula biliar. Y

# VB

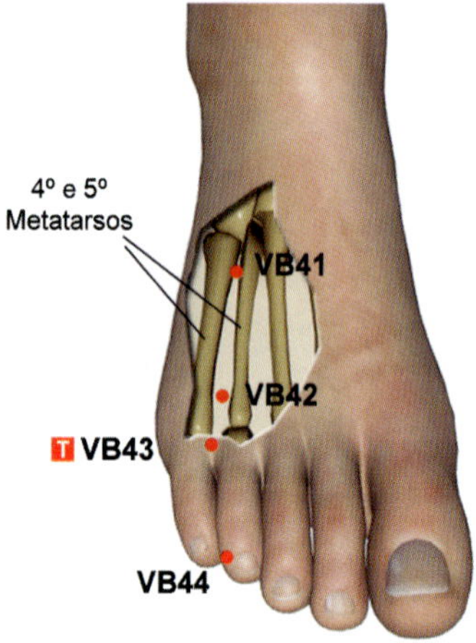




T Tonificação S Sedação M Mu H Hui Y Yuan L Luo X Xi

**VB41 (zulinqi)** Na depressão entre o 4º e o 5º metatarsos, próximo às bases metatarsais.

**Indicação** Domina o yang do Fígado. Dor de cabeça, tontura, visão turva. Dor nas mamas.

**VB42 (diwuhui)** Na depressão entre o 4º e o 5º metatarsos, próximo às cabeças metatarsais.

**Indicação** Dor de cabeça, conjuntivite, dor nas mamas. Zumbido, surdez.

**VB43 (jiaxi)** Entre o 4º e o 5º dedo do pé, no limite entre dois digitais.

**Indicação** Domina o yang do Fígado. Elimina o vento e a umidade. Dor de cabeça (têmpora, ápice), tontura. Perda de audição, zumbido, tinido. Dor nos olhos, conjuntivite. T

**VB44 (zuqiaoyin)** 0,1 cun lateral ao leito ungueal do 4º dedo do pé.

**Indicação** Domina o yang do Fígado. Enxaqueca (próximo ao olho). Acalma a mente, ansiedade, agitação, insônia, sonolência. Conjuntivite, perda de audição.

# Fígado

## Yin

## Madeira

## 1-3 h

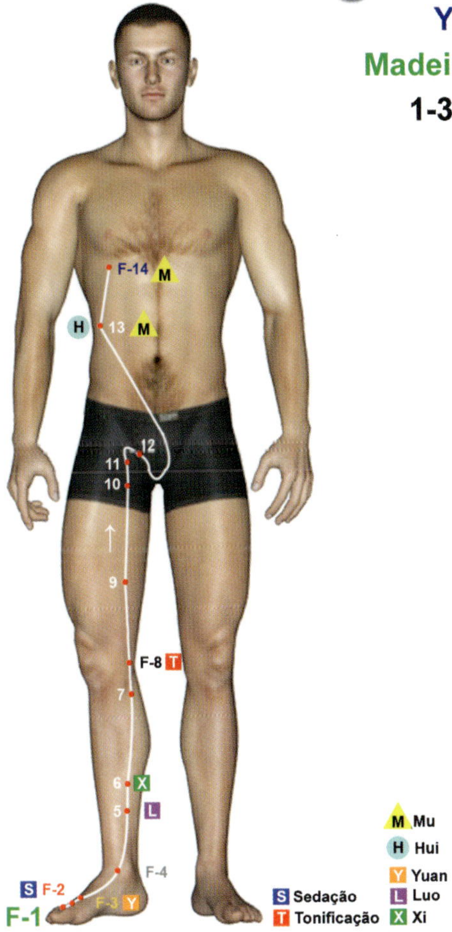

# F

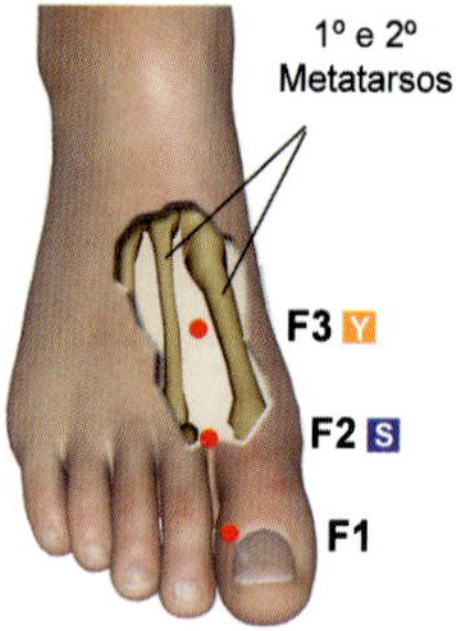
1º e 2º
Metatarsos
F3 Y
F2 S
F1

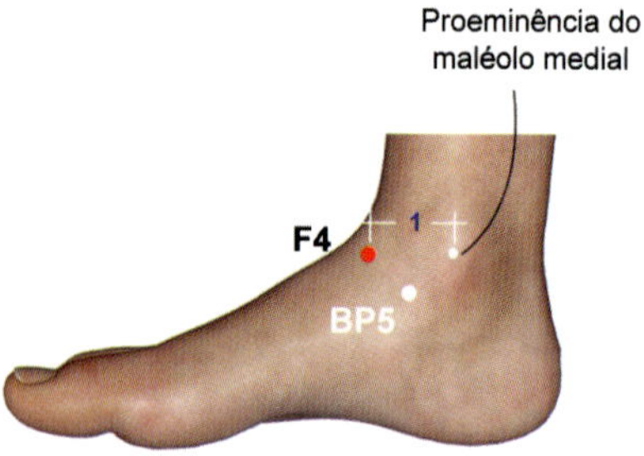
Proeminência do
maléolo medial
F4
1
BP5

**F1 (dadun)** 0,1 cun lateral ao leito ungueal do hálux.

**Indicação** Regula o Aquecedor Inferior. Regula a menstruação. Hemorragia uterina. Inchaço na região genital. Ressuscitação.

**F2 (xingjian)** Entre o hálux e o 2º dedo do pé, no limite entre dois digitais.

**Indicação** Elimina o fogo do Fígado e o vento interior. Domina yang do Fígado. Esfria o sangue. Enxaqueca, gosto amargo, sede. Sangramento excessivo de menstruação. S

**F3 (taichong)** Na depressão entre o 1º e o 2º metatarsos, próximo às bases metatarsais.

**Indicação** Domina o yang do Fígado. Elimina o vento interior. Elimina a umidade. Enxaqueca. Regula a menstruação, cólica menstrual. Junto com IG4: paralisia facial, acalma a mente. Y

**F4 (zhongfeng)** 1 cun anterior à proeminência do maléolo medial.

**Indicação** Dor abdominal. Dor no órgão genital, problemas urinários.

# F

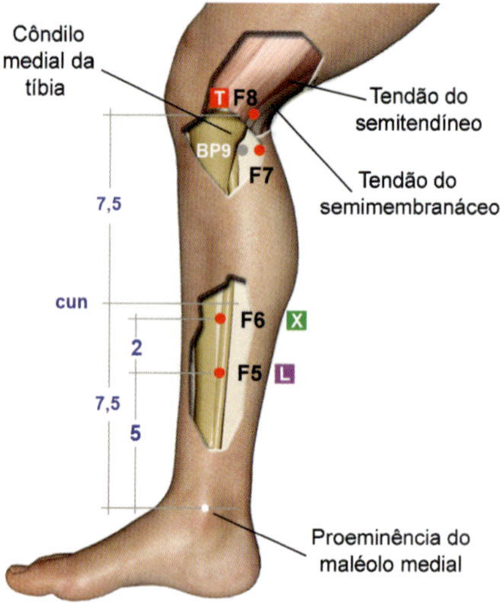
Côndilo medial da tíbia
T F8
BP9
F7
Tendão do semitendíneo
Tendão do semimembranáceo
7,5
cun
F6 X
2
F5 L
7,5
5
Proeminência do maléolo medial

**F5 (ligou)** 5 cun acima da proeminência do maléolo medial, na margem posterior à tíbia.

**Indicação** Problemas do trato urogenital. Sensação de bolo na garganta. Distensão abdominal. L

**F6 (zhongdu)** 7 cun acima da proeminência do maléolo medial, na margem posterior à tíbia.

**Indicação** Dor aguda no sistema urinário. Dor abdominal. X

**F7 (xiguan)** No lado posteroinferior do côndilo medial da tíbia. 1 cun posterior ao BP9.

**Indicação** Dor no joelho.

**F8 (ququan)** Na extremidade medial da prega poplítea, numa depressão anterior aos músculos semitendinoso e semi-membranáceo.

**Indicação** Elimina a umidade do Aquecedor Inferior. Dor de cabeça, tontura. Problemas no joelho. T

# F

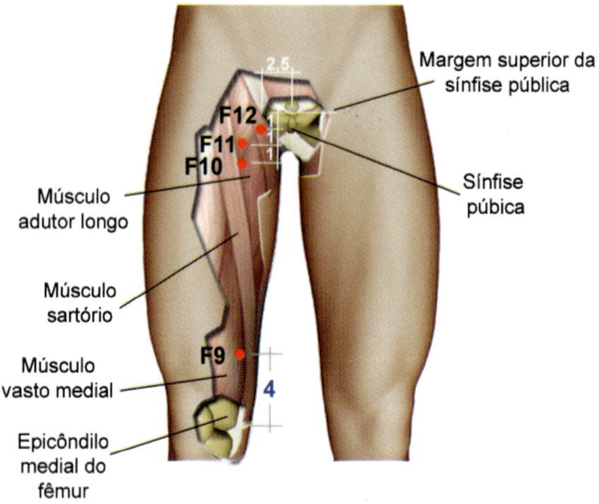

2,5
Margem superior da sínfise púbica
F12
1
F11
1
F10
1
Sínfise púbica
Músculo adutor longo
Músculo sartório
F9
4
Músculo vasto medial
Epicôndilo medial do fêmur

**F9 (yinbao)** 4 cun acima do epicôndilo medial do fêmur, entre os músculos sartório e vasto medial.

**Indicação** Beneficia o Aquecedor Inferior. Regula a menstruação.

**F10 (zuwuli)** 3 cun abaixo da margem superior da sínfise púbica, na margem lateral do músculo adutor longo.

**Indicação** Relaxa os músculos e tendões. Dor na coxa.

**F11 (yinliao)** 2 cun abaixo da margem superior da sínfise púbica, na margem lateral do músculo adutor longo.

**Indicação** Relaxa os músculos e tendões. Dor na coxa.

**F12 (jimai)** 2,5 cun lateral e 1 cun abaixo da margem superior da sínfise púbica.

**Indicação** Dor inguinal. Dor na coxa. Dor genital.

F

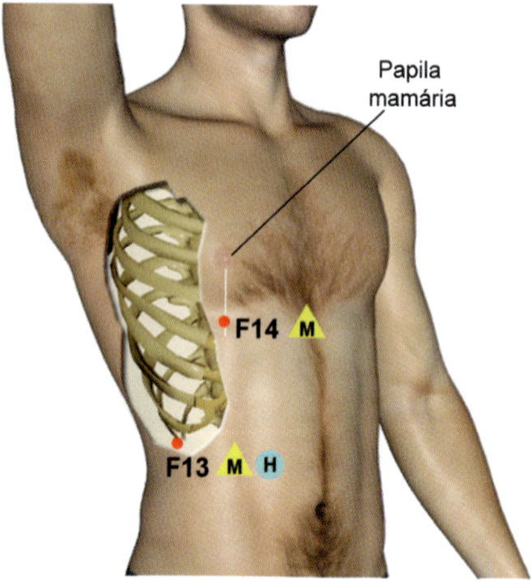




T Tonificação S Sedação M Mu H Hui Y Yuan L Luo X Xi

**F13 (zhangmen)** Na extremidade da 11ª costela.

**Indicação** Harmoniza o Fígado e o Baço. Dor na costela, dor abdominal, diarreia. M H

**F14 (qimen)** Na linha mamilar, no 6º espaço intercostal.

**Indicação** Harmoniza o Fígado e o Estômago. Dor abdominal, vômito. Problemas na vesícula biliar e no fígado. M

# Vaso Concepção

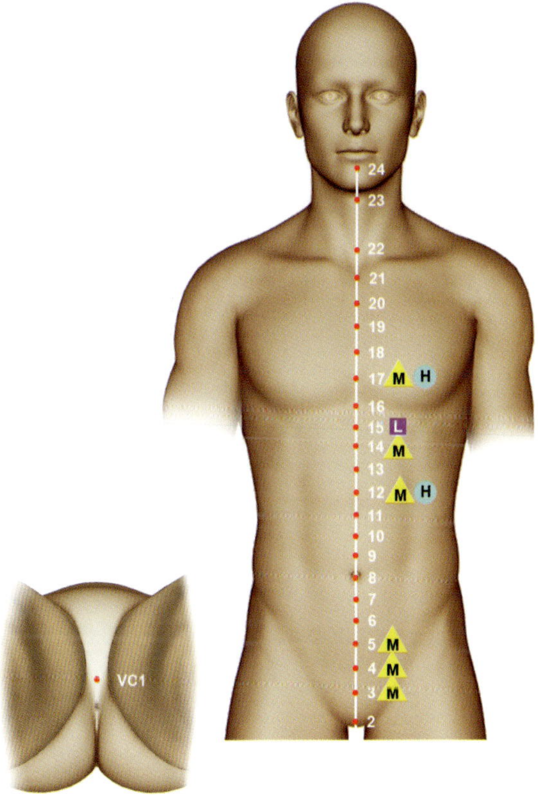


L Luo M Mu H Hui

# VC

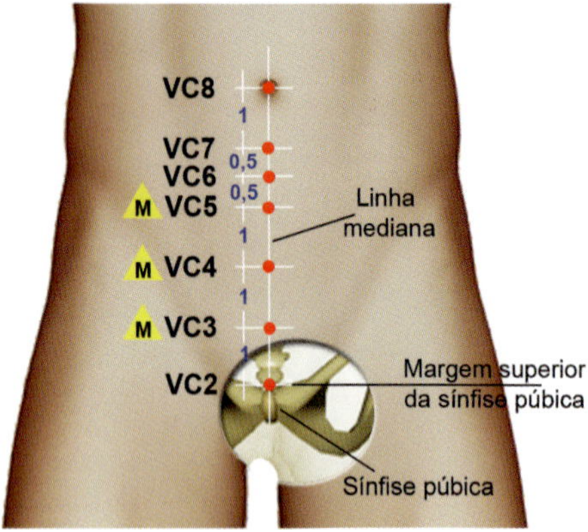
VC8
1
VC7
0,5
VC6
0,5
M VC5
Linha mediana
1
M VC4
1
M VC3
1
VC2
Margem superior da sínfise púbica
Sínfise púbica

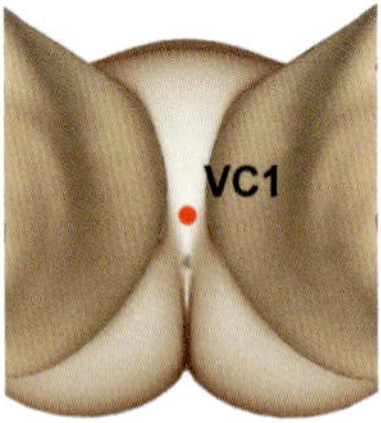
VC1



M Mu H Hui

**VC1 (huiyin)** No meio do períneo.

**Indicação** Problemas de próstata, urinária. Menstruação irregular. Hemorroidas.

**VC2 (qugu)** Na linha mediana, na margem superior da sínfise púbica.

**Indicação** Fortalece o Rim e a essência. Dificuldade de micção, retenção de urina. Dor na genitália, prurido vaginal.

**VC3 (zhongji)** Na linha mediana, 4 cun abaixo do umbigo.

**Indicação** Doenças geniturinário. Impotência. Problemas menstruais. Fortalece o Rim e nutre a essência M

**VC4 (guanyuan)** Na linha mediana, 3 cun abaixo do umbigo.

**Indicação** Tonifica o Qi e o sangue. Tonifica o Rim. Tonifica o yang. Doenças ginecológicas, regula a menstruação, infertilidade. Fraqueza, lombalgia, diarreia. M

**VC5 (shimen)** Na linha mediana, 2 cun abaixo do umbigo.

**Indicação** Tonifica o Qi original. Retenção urinária, secreção vaginal, diarreia. M

**VC6 (qihai)** Na linha mediana, 1,5 cun abaixo do umbigo.

**Indicação** Tonifica o Qi original e o yang. Esgotamento físico, depressão. Doenças ginecológicas. Impotência. Doenças urológicas. Problemas gastrointestinais.

**VC7 (yinjiao)** Na linha mediana, 1 cun abaixo do umbigo.

**Indicação** Regula a menstruação. Elimina a umidade. Infertilidade. Menopausa. Doenças ginecológicas.

**VC8 (shenque)** No centro do umbigo.

**Indicação** Tonifica o Qi original. Fortalece o yang. Diarreia crônica, dor abdominal.

# VC

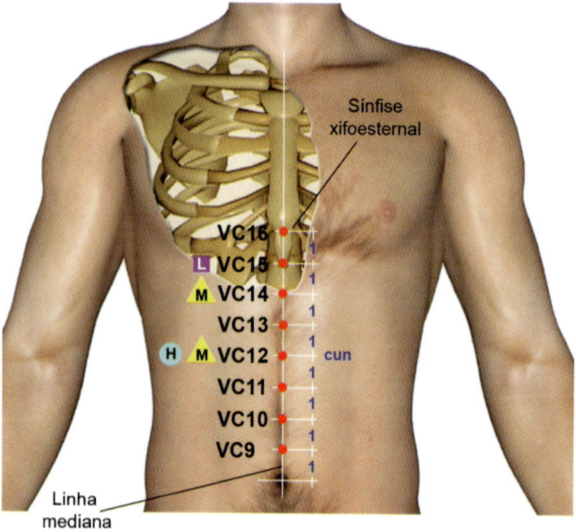




L Luo M Mu H Hui

**VC9 (shuifen)** Na linha mediana, 1 cun acima do umbigo.
**Indicação** Elimina edema, diarreia, ascite. Dores na barriga.

**VC10 (xiawan)** Na linha mediana, 2 cun acima do umbigo.
**Indicação** Promove a descida do Qi do Estômago. Má digestão, náusea.

**VC11 (jianli)** Na linha mediana, 3 cun acima do umbigo.
**Indicação** Promove a descida do Qi do Estômago. Má digestão, náusea, vômito.

**VC12 (zhongwan)** Na linha mediana, 4 cun acima do umbigo.
**Indicação** Tonifica o Estômago e o Baço. Rachadura no meio da língua (deficiência do yin do Estômago), falta de apetite, cansaço, náusea, vômito, doenças do Estômago e do Baço. M H

**VC13 (shangwan)** Na linha mediana, 3 cun abaixo da sínfise xifoesternal (ou 5 cun acima do umbigo).
**Indicação** Domina a rebelião do Qi do Estômago. Náusea, vômito, azia, má digestão.

**VC14 (juque)** Na linha mediana, 2 cun abaixo da sínfise xifoesternal (ou 6 cun acima do umbigo).
**Indicação** Regula o Qi do Coração. Domina a rebelião do Qi do Estômago. Dor no coração, insônia, ansiedade, agitação. Distensão abdominal, náusea, vômito. M

**VC15 (jiuwei)** Na linha mediana, 1 cun abaixo da sínfise xifoesternal (ou 7 cun acima do umbigo).
**Indicação** Tranquiliza o Shen. Palpitação, ansiedade, agitação, insônia. Tosse, falta de ar. Distúrbio gastrointestinal, refluxo. L

**VC16 (zhongting)** Na linha mediana, na sínfise xifoesternal.
**Indicação** Sensação de aperto no tórax, náusea, vômito.

L Luo M Mu H Hui

# VC

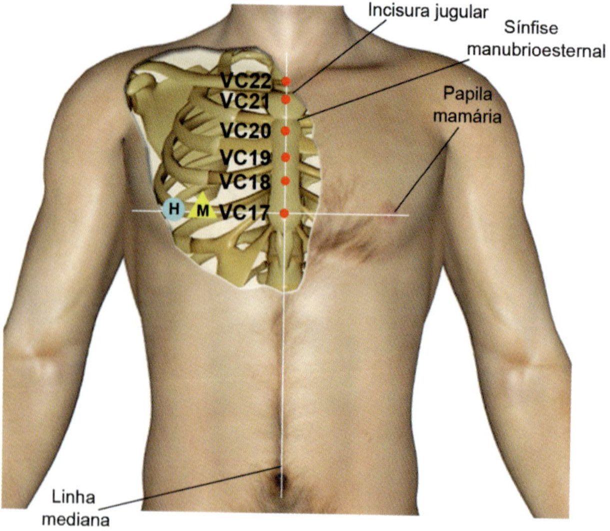
Incisura jugular
Sínfise manubrioesternal
Papila mamária
VC22
VC21
VC20
VC19
VC18
H
M
VC17
Linha mediana



M Mu H Hui

**VC17 (danzhong)** Na linha mediana, entre os mamilos.
**Indicação** Tonifica o Qi, principalmente do Coração e do Pulmão. Sensação de opressão no tórax, falta de ar. Beneficia as mamas. M H

**VC18 (yutang)** Na linha mediana, no nível do 3º espaço intercostal.
**Indicação** Dores no tórax, tosse, dificuldade na respiração, asma.

**VC19 (zigong)** Na linha mediana, no nível do 2º espaço intercostal.
**Indicação** Dores no tórax, tosse, dificuldade na respiração, asma.

**VC20 (huagai)** Na linha mediana, no nível do 1º espaço intercostal.
**Indicação** Dores no tórax, tosse, dificuldade na respiração, asma.

**VC21 (xuanji)** Na linha mediana, acima do ângulo do esterno. Na margem superior da sínfise manubrioesternal.
**Indicação** Dores no tórax, tosse, dificuldade na respiração, asma. Inflamação na garganta.

**VC22 (tiantu)** Na linha mediana, 0,5 cun acima da incisura jugular.
**Indicação** Crise aguda de asma e bronquite. Laringite, faringite, tosse, dificuldade na respiração. Promove a expectoração. Sensação de bolo na garganta.

M Mu H Hui

# VC

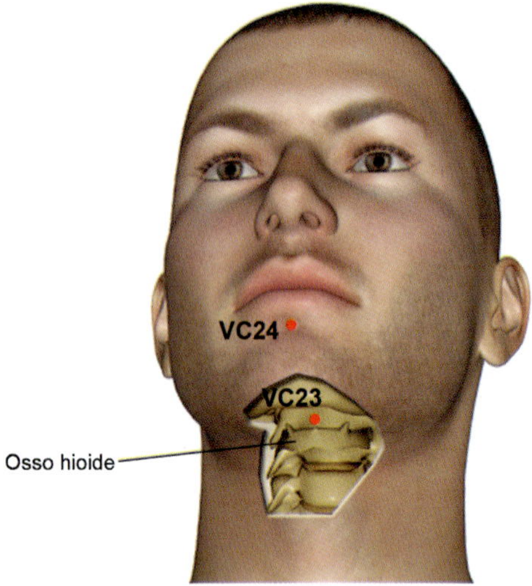




M Mu H Hui

**VC23 (lianquan)** Na linha mediana, acima da borda superior do osso hioide.

**Indicação** Beneficia a língua. Afasia (após AVC), inflamação na garganta, rouquidão. Tosse, falta de ar.

**VC24 (chengjiang)** Na linha mediana, na depressão abaixo do lábio inferior.

**Indicação** Elimina o vento interior. Hemiplegia, desvio de boca, neuralgia de trigêmeo. Dor de dente, perda súbita de voz.

# Vaso Governador

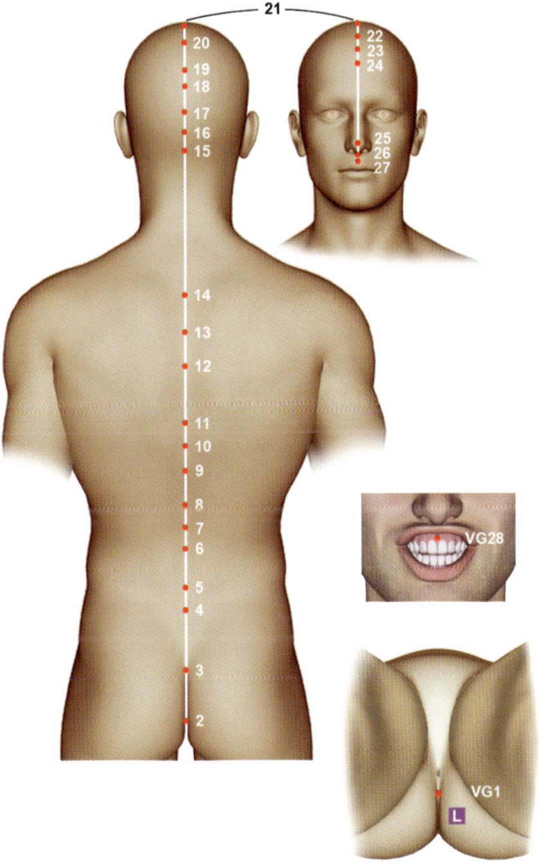


L Luo

# VG

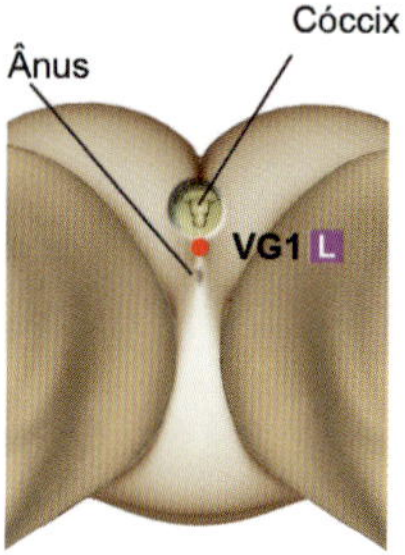
Cóccix
Ânus
VG1 L

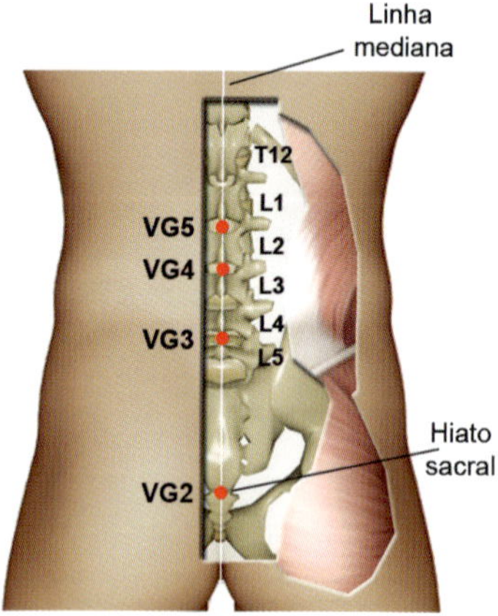
Linha mediana
T12
L1
VG5
L2
VG4
L3
L4
VG3
L5
Hiato sacral
VG2



L Luo

# VG

**VG1 (changqiang)** Na linha mediana, entre o cóccix e o ânus.
**Indicação** Elimina o calor e a umidade. Hemorroidas. Problemas urinários. Acalma a mente. L

**VG2 (yaoshu)** Na linha mediana, no hiato sacral.
**Indicação** Elimina o vento interior. Dor sacral, lombalgia. Epilepsia. Hemorroidas. Menstruação irregular.

**VG3 (yaoyangguan)** Na linha mediana, abaixo do processo espinhoso da L4.
**Indicação** Tonifica o yang. Lombalgia, ciatalgia. Impotência, leucorreia.

**VG4 (mingmen)** Na linha mediana, abaixo do processo espinhoso da L2.
**Indicação** Tonifica o Qi original. Elimina o vento interior. Fortalece yang do Rim (moxabustão). Fraqueza. Problemas urinários. Lombalgia, ciatalgia. Dor de cabeça, tontura.

**VG5 (xuanshu)** Na linha mediana, abaixo do processo espinhoso da L1.
**Indicação** Regula o Aquecedor Inferior. Lombalgia. Diarreia.

L **Luo**

# VG

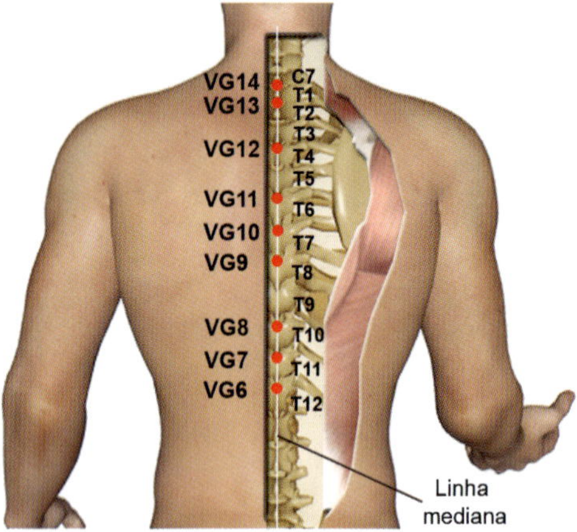


**VG6 (jizhong)** Na linha mediana, abaixo do processo espinhoso da T11.

**Indicação** Tonifica o Baço. Icterícia, hemorroidas, lombalgia, distensão abdominal, diarreia.

**VG7 (zhongshu)** Na linha mediana, abaixo do processo espinhoso da T10.

**Indicação** Tonifica o Aquecedor Médio. Dor nas costas. Icterícia, menstruação irregular.

**VG8 (jinsuo)** Na linha mediana, abaixo do processo espinhoso da T9.

**Indicação** Elimina o vento interior. Relaxa os tendões. Gastrite.

**VG9 (zhiyang)** Na linha mediana, abaixo do processo espinhoso da T7.

**Indicação** Regula o Fígado e a Vesícula Biliar. Icterícia, gosto amargo. Angina no peito, tosse, dispneia.

**VG10 (lingtai)** Na linha mediana, abaixo do processo espinhoso da T6.

**Indicação** Harmoniza o Aquecedor Superior. Dispneia, asma, bronquite, tosse.

**VG11 (shendao)** Na linha mediana, abaixo do processo espinhoso da T5.

**Indicação** Fortalece o Coração. Elimina o vento. Acalma a mente, depressão, memória fraca, tristeza.

**VG12 (shenzu)** Na linha mediana, abaixo do processo espinhoso da T3.

**Indicação** Elimina o vento. Tonifica o Qi do Pulmão. Acalma o Shen. Agitação, falta de ar, tosse, rinite alérgico. Cansaço, voz fraca.

**VG13 (taodao)** Na linha mediana, abaixo do processo espinhoso da T1.

**Indicação** Dorsalgia. Malária, tuberculose. Dor de cabeça.

**VG14 (dazhui)** Na linha mediana, abaixo do processo espinhoso da C7.

**Indicação** Elimina o vento interior e exterior. Tonifica o yang. Resfriado, febre, dor de cabeça, rigidez cervical.

# VG

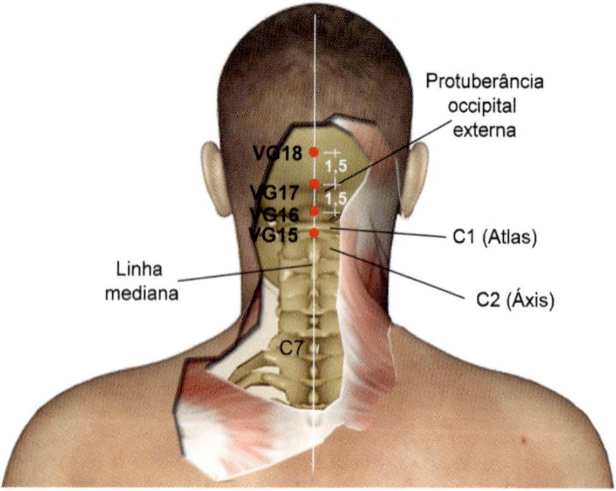
Protuberância occipital externa
VG18
1,5
VG17
1,5
VG16
VG15
C1 (Atlas)
Linha mediana
C2 (Áxis)
C7

**VG15 (yamen)** Na linha mediana posterior, na depressão abaixo da C1 (Atlas).

**Indicação** Elimina o vento interior. Nutre o cérebro. Estimula a fala (dificuldade para falar após o AVC). Rigidez no pescoço. Memória fraca, baixa concentração.

**VG16 (fengfu)** Na linha mediana posterior, abaixo da protuberância occipital (na linha nucal inferior).

**Indicação** Elimina o vento interior (AVC, epilepsia, tontura grave) e exterior. Domina o yang, o vento, o fogo do Fígado (dor de cabeça, na nuca).

**VG17 (naohu)** Na linha mediana, na margem superior da protuberância occipital (linha nucal superior). Cerca de 1,5 cun acima do VG16.

**Indicação** Elimina o vento interior (AVC, epilepsia, vertigem grave). Problemas oculares. Dor e rigidez na nuca.

**VG18 (qiangjian)** Na linha mediana,1,5 cun acima do VG17.

**Indicação** Tontura, epilepsia, dor de cabeça, rigidez na nuca. Insônia, agitação.

# VG

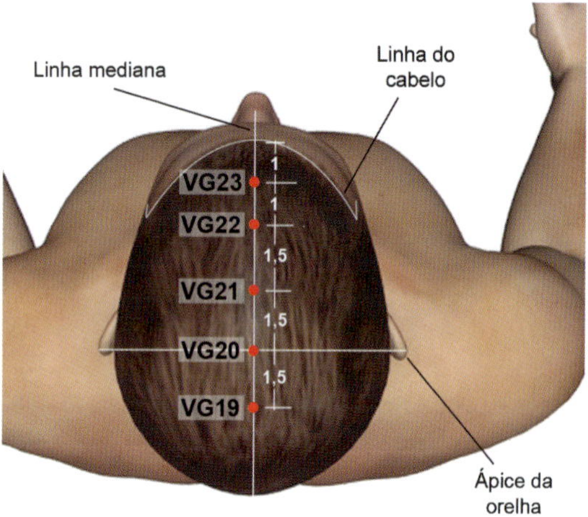

Linha mediana
Linha do cabelo
VG23
VG22
VG21
VG20
VG19
1
1
1,5
1,5
1,5
Ápice da orelha

**VG19 (houding)** 1,5 cun atrás do VG20.

**Indicação** Acalma a mente, ansiedade, insônia, epilepsia. Dor de cabeça (ápice).

**VG20 (baihui)** Ponto de interseção entre a linha mediana e a linha horizontal que liga os ápices das orelhas.

**Indicação** Elimina o vento interior. Expele ou eleva o yang do Fígado. Acalma o Shen, esquizofrenia, distúrbio do sono. AVC, dor de cabeça, tontura, zumbido.

**VG21 (qianding)** Na linha mediana, 1,5 cun anteriores a VG20.

**Indicação** Dor de cabeça (ápice), tontura, rinite. Acalma o Shen.

**VG22 (xinhui)** Na linha mediana, 3 cun anteriores a VG20.

**Indicação** Dor de cabeça, tontura. Acalma o Shen.

**VG23 (shangxing)** Na linha mediana, 4 cun anteriores a VG20. (ou 1 cun acima da linha anterior do cabelo).

**Indicação** Hemorragia nasal, obstrução nasal, rinite alérgica, sinusite. Doenças oculares.

# VG

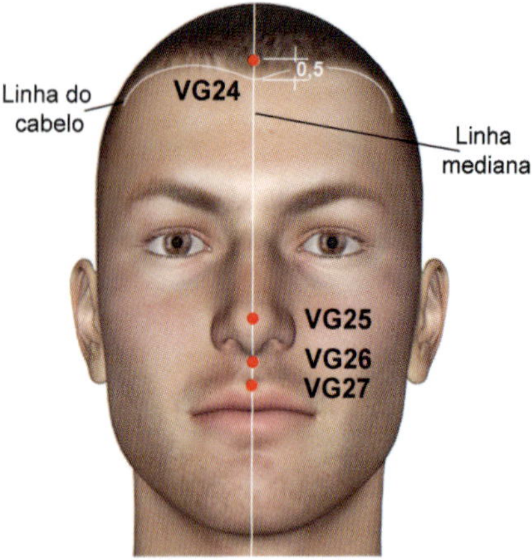


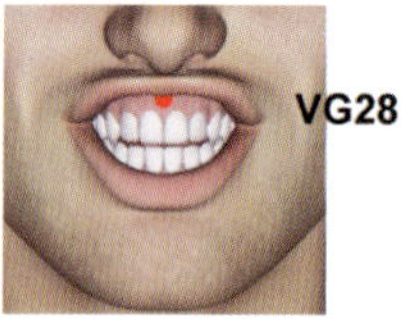

**VG24 (shenting)** Na linha mediana, 0,5 cun acima da linha de cabelo.

**Indicação** Elimina o vento interior (tontura com vômito). Acalma o Shen. Ansiedade, insônia, depressão, tristeza. Esquizofrenia. Dor de cabeça repentina. Rinite, sinusite.

**VG25 (suliao)** Na ponta do nariz.

**Indicação** Hemorragia nasal, obstrução nasal, rinite, sinusite.

**VG26 (renzhong)** No 1/3 da distância entre o nariz e o lábio superior.

**Indicação** Elimina o vento interior. Acalma a mente. Desmaio, AVC, coma, epilepsia. Lombalgia aguda (quando afetada no meridiano da VG). Doenças nasais.

**VG27 (diuduan)** Na linha mediana, na transição do lábio para filtro.

**Indicação** Tranquiliza o Shen. Gengivite.

**VG28 (yinjiao)** Lado interno do lábio superior, na inserção do frênulo.

**Indicação** Hemorragia da gengiva, gengivite. Rigidez na nuca. Icterícia.

# Pontos Extras

Cabeça e Pescoço (CP)

Tórax e Abdomen (TA)

Costas (C)

Membros Superiores (MS)

Membros Inferiores (MI)

# Ex-CP-1
## sishencong

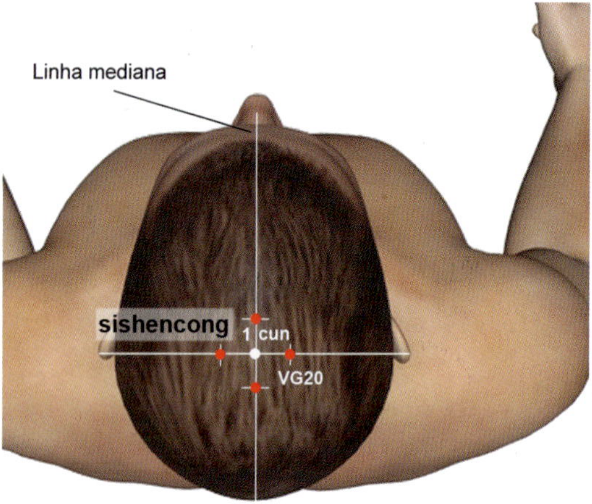


**Ex-CP-1 (sishencong)** Os quatro pontos. 1 cun ao redor do ponto VG 20.

**Indicação:** Insônia, tontura, perda de memória, problema ocular, Cefaléia, convulsão, enxaqueca unilateral, epilepsia, AVC, surdez, elimina o vento interior.

# Ex-CP-2
## dangyang

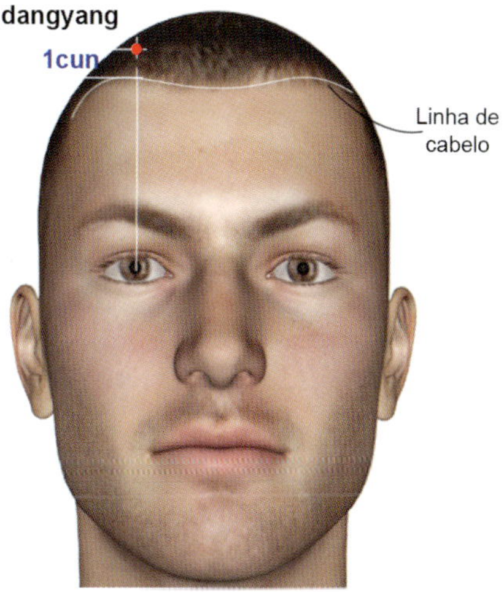


**Ex-CP-2 (dangyang)** 1 cun acima da linha do cabelo, na linha do eixo da pupila.

**Indicação** Rinite, sinusite, tontura, conjuntivite, enxaqueca.

# Ex-CP-3
## yintang

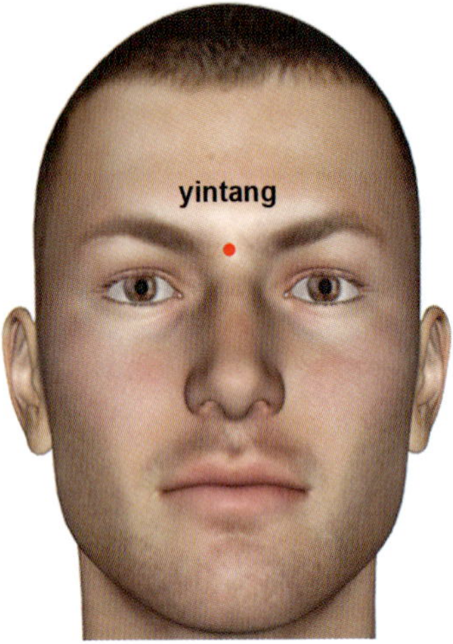


**Ex-CP-3 (yintang)** Na linha do meridiano Vaso Governador, entre sobrancelhas.

**Indicação** Insônia, enxaqueca, tontura, ansiedade, congestão nasal, problemas oculares.

# Ex-CP-4
## yuyao

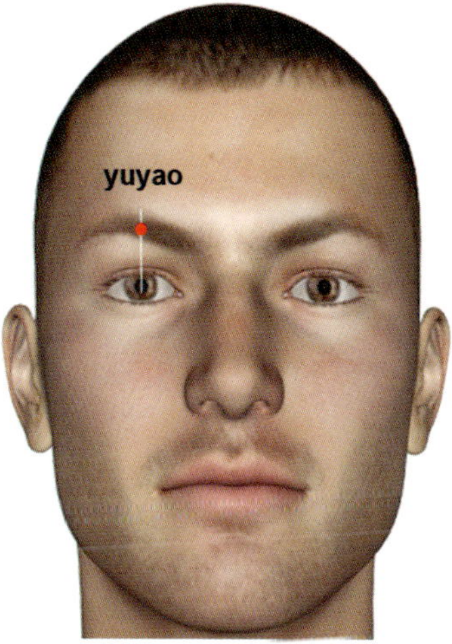


**Ex-CP-4 (yuyao)** Na linha da pupila centralizada, na depressão no meio da sobrancelha.

**Indicação** Conjuntivite, problema na visão, paralisia facial, tontura, contração das pálpebras.

# Ex-CP-5
## qiuhou

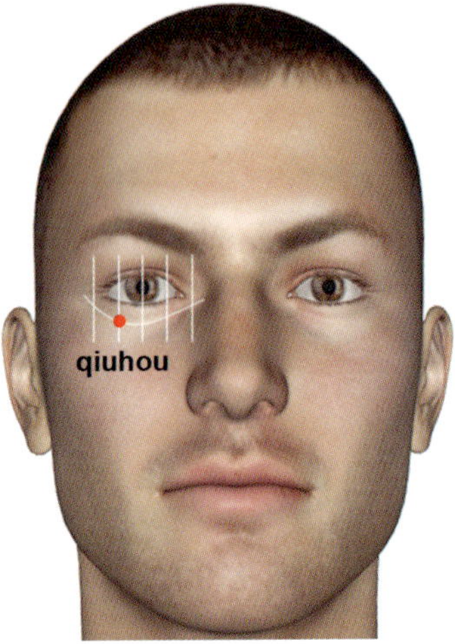


**Ex-CP-5 (qiuhou)** Região inferior da pálpebra, na distância de 3/4 mediolateral da margem infra-orbital.

**Indicação** Problemas no olho.

# Ex-CP-6
## taiyang

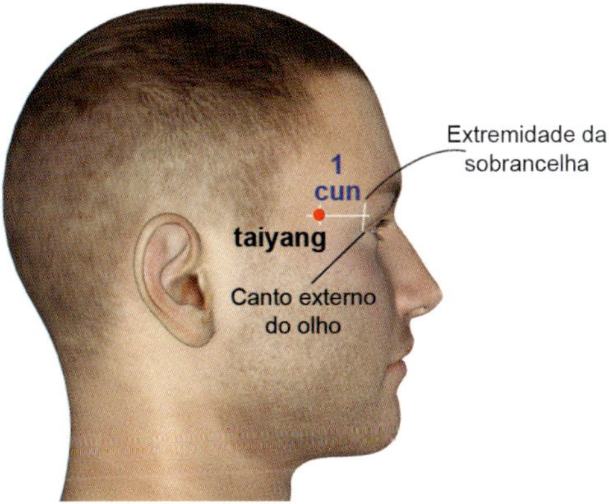


**Ex-CP-6 (taiyang)** Numa depressão cerca de 1 cun lateralmente, entre canto externo do olho e extremidade lateral da sobrancelha.

**Indicação** Enxaqueca, tontura (controla subida do yang do fígado), tinido, dor nos olhos, paralisia facial, neuralgia do trigêmeo.

# Ex-CP-7
## erjian

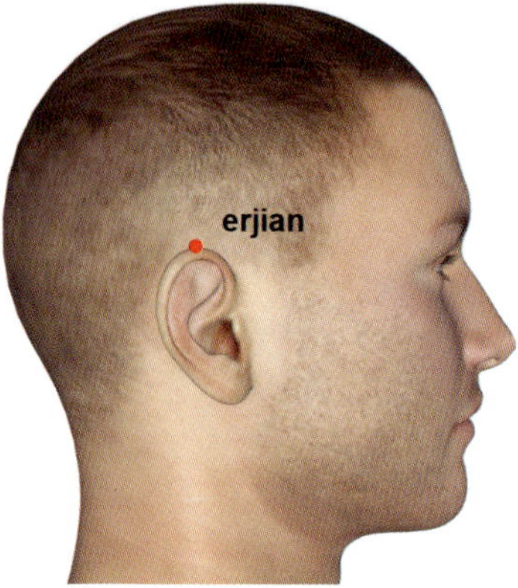


**Ex-CP-7 (erjian)** Ápice da orelha.

**Indicação** Enxaqueca, conjuntivite, problemas oculares, dor de garganta, hipertensão.

# Ex-CP-8
## yiming

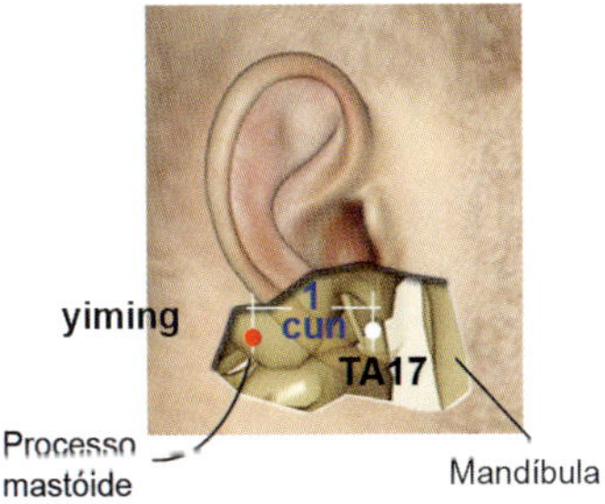


**Ex-CP-8 (yiming)** Pósteroinferior ao processo mastóide. Cerca de 1 cun ao TA17.

**Indicação** Insônia, problemas oculares, tontura, catarata, problemas auriculares.

# Ex-CP-9
## jianbi

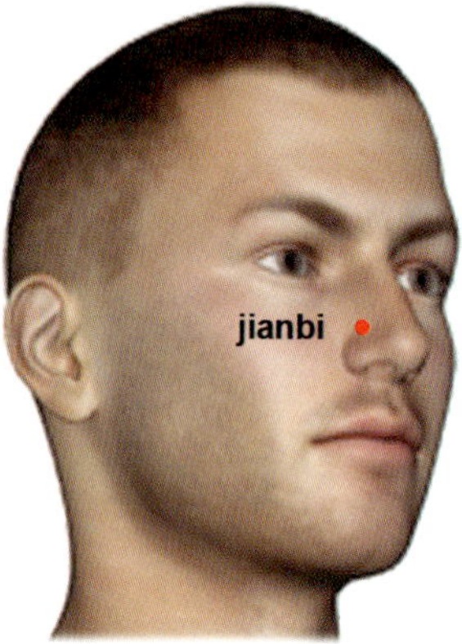


**Ex-CP-9 (jianbi)** Na transição entre o osso e a cartilagem nasal.
**Indicação** Rinite alérgica, sinusite, resfriado.

# Ex-CP-10
## bitong

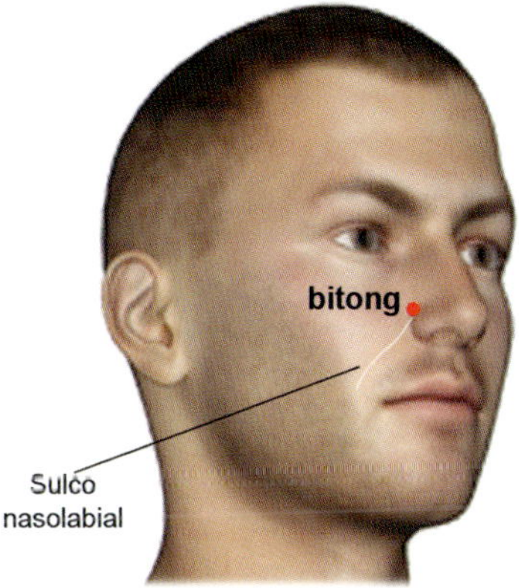


**Ex-CP-10 (bitong)** Extremidade superior da linha nasolabial.

**Indicação** Rinite alérgica, nariz obstruído, resfriado, espirro.

# Ex-CP-11
## jinjin

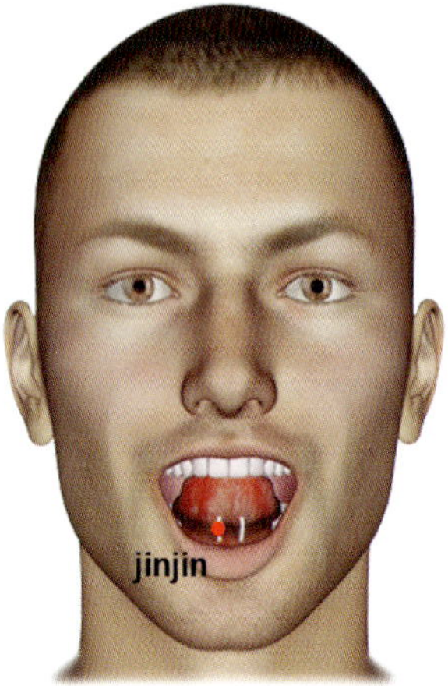


**Ex-CP-11 (jinjin)** A veia na parte inferior da língua, o ponto direito.

**Indicação** Inflamação na boca, amigdalite, desvio da língua, faringite, atrofia muscular da língua. (agulhar, punção rápida para sangrar).

# Ex-CP-12
## yuye

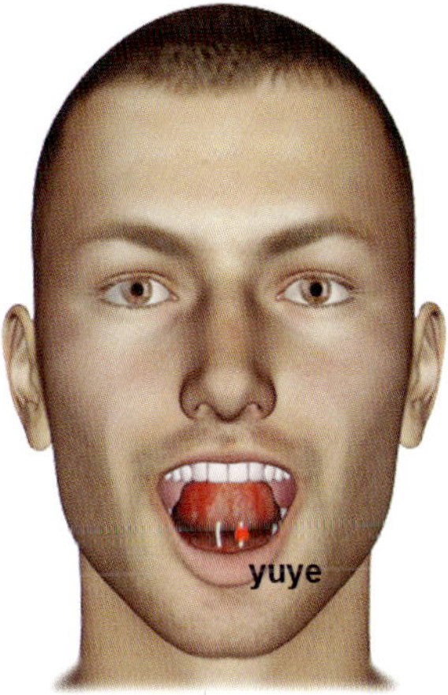


**Ex-CP-12 (yuye)** A veia na parte inferior da língua, o ponto esquerdo.

**Indicação** Inflamação na boca, amigdalite, desvio da língua, faringite, atrofia muscular da língua.

# Ex-CP-13
## juquan

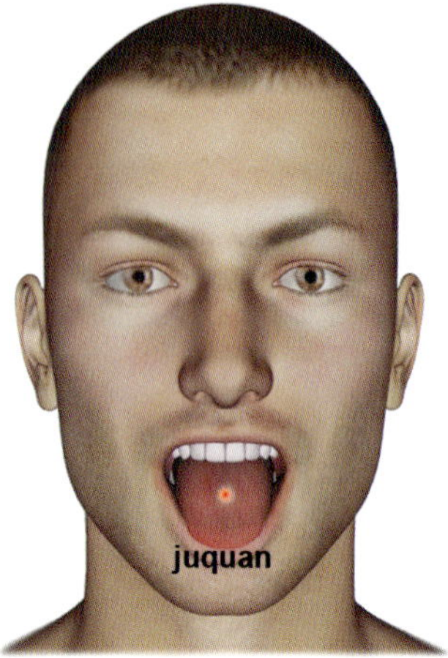


**Ex-CP-13 (juquan)** no centro da língua.

**Indicação** Desvio da língua, atrofia muscular da língua.

# Ex-CP-14

## bailao

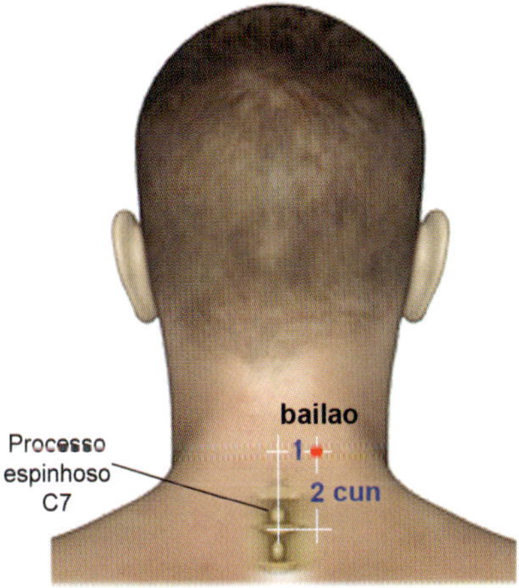


**Ex-CP-14 (bailao)** 1 cun lateral à linha mediana e 2 cun acima do processo espinhoso da C7.

**Indicação** torcicolo, rigidez no pescoço, tosse, expulsa vento e umidade.

# Ex-CP-15
## tsunggu

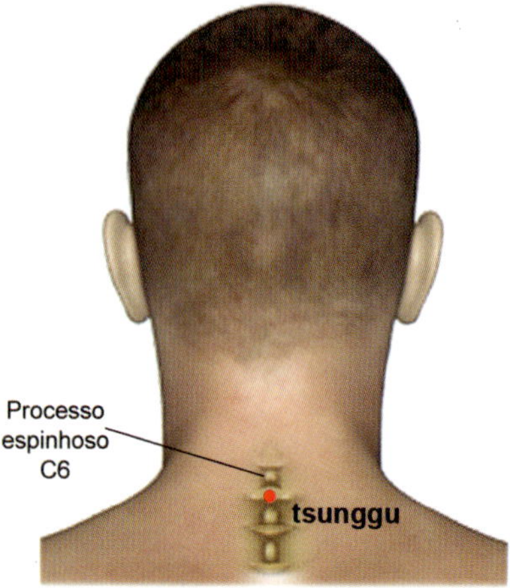


**Ex-CP-15 (tsunggu)** Abaixo do processo espinhoso da C6.

**Indicação** Resfriado, dor na nuca, tosse, depressão, tranquiliza o Shen.

# Ex-CP-16
## jiachengjiang

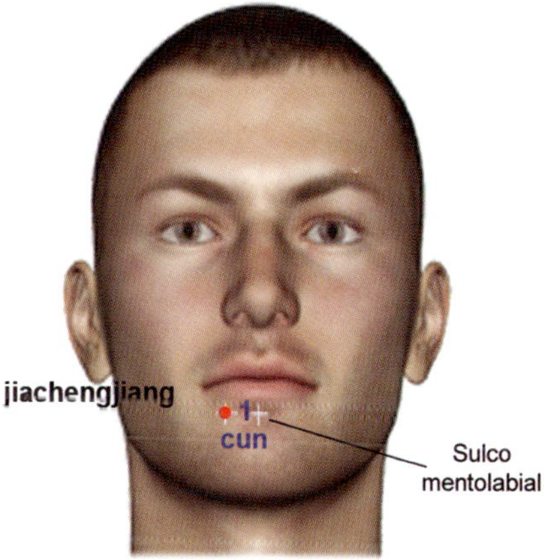


**Ex-CP-16 (jiachengjiang)** 1 cun lateral à linha mediana e sulco mentolabial.

**Indicação** Neuralgia do trigêmeo, paralisia facial, dor de dente, úlcera na boca, gengivite.

# Ex-CP-17
## anmian

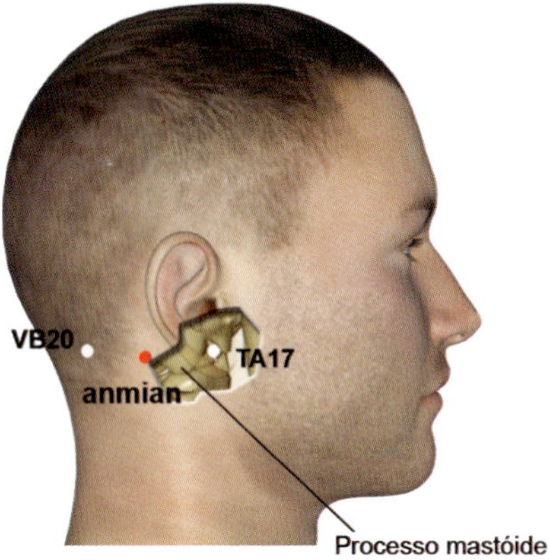


**Ex-CP-17 (anmian)** Na depressão entre TA17 e VB20, posterior ao processo mastóide.

**Indicação** Insônia, tranquiliza o Shen, dor de cabeça, tontura, esquizofrenia, ansiedade.

# Ex-CP-18
## chixue

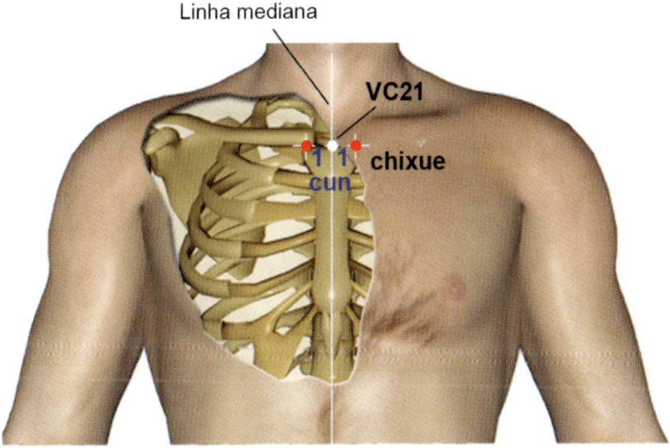


**Ex-CP-18 (chixue)** 1 cun lateral à linha mediana, na altura do VC21.

**Indicação** Asma, tosse.

# Ex-TA-1
## zigong

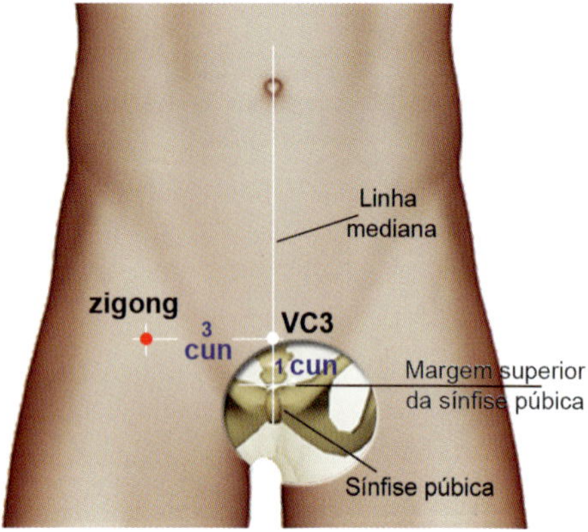


**Ex-TA-1 (zigong)** 3 cun lateral à linha mediana, na altura do VC3 (1 cun acima da sínfise púbica).

**Indicação** Regula o útero e menstruação, infertilidade, dor abdominal, endometriose.

# Ex-TA-2
## qimen

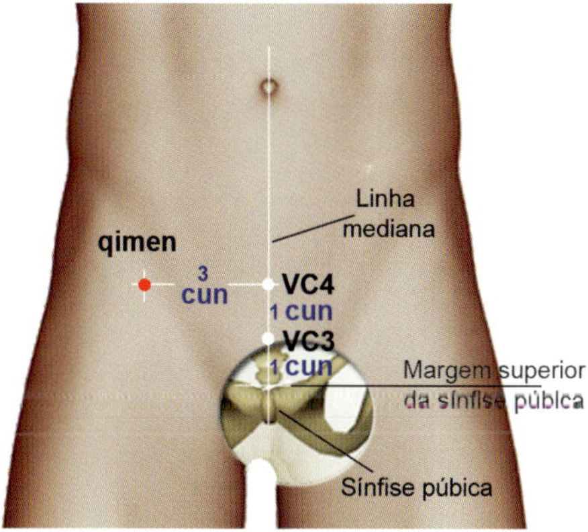


**Ex-TA-2 (qimen)** 3 cun lateral à linha mediana, na altura do VC4 (2 cun acima da sínfise púbica).

**Indicação** Infecção urinária, menstruação excessiva, infertilidade, regula o útero.

# Ex-TA-3
## yijing

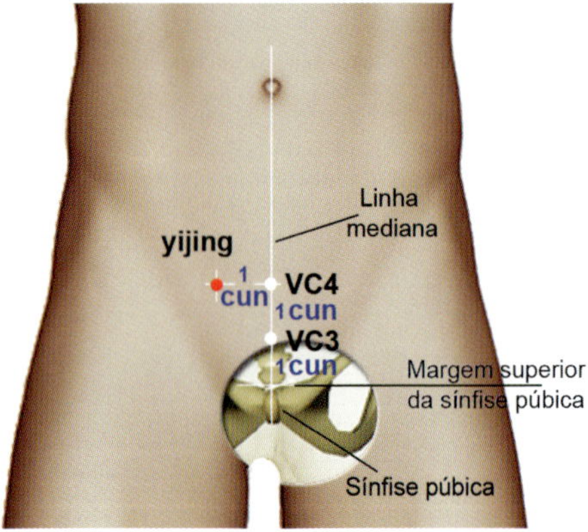


**Ex-TA-3 (yijing)** 1 cun lateral à linha mediana, na altura do VC4 (2 cun acima da sínfise púbica).

**Indicação** Ejaculação precoce, impotência.

# Ex-TA-4

## tituo

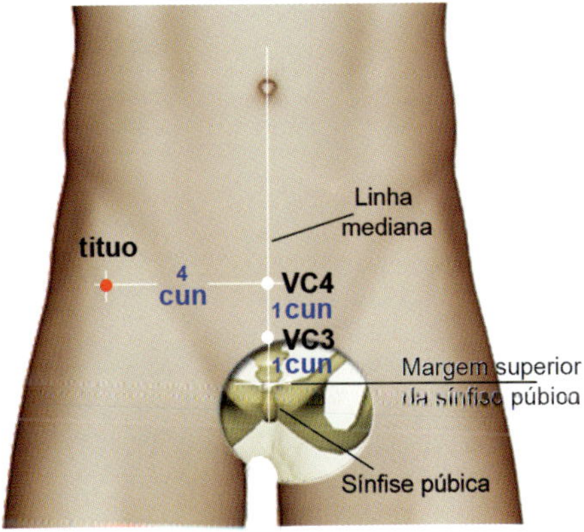


**Ex-TA-4 (tituo)** 4 cun lateral à linha mediana, na altura do VC4 (2 cun acima da sínfise púbica).

**Indicação** Prolapso uterino, revigora o sangue, menstruação dolorida, dor abdominal, mioma.

# Ex-TA-5
## hengwen

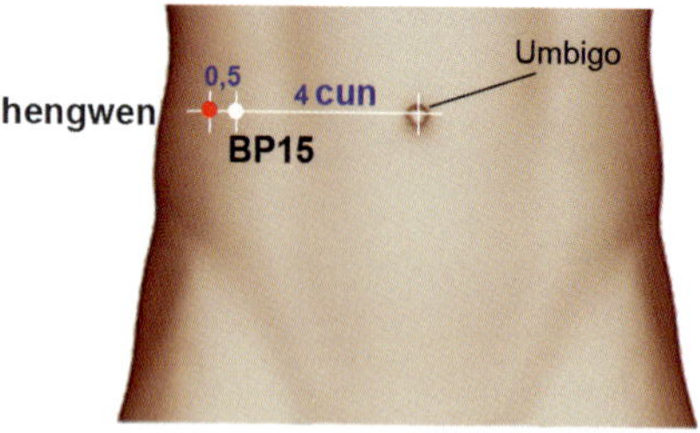


**Ex-TA-5 (hengwen)** 0,5 cun lateralmente do BP15.

**Indicação** Fraqueza nas pernas, transpiração. (usar moxa).

# Ex-TA-6
## qizhongsibian

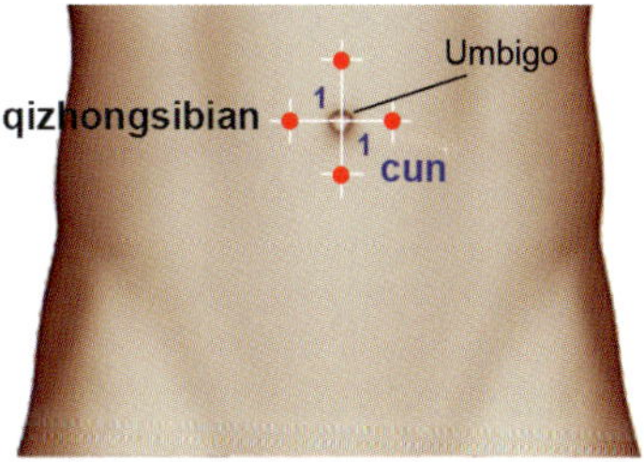


**Ex-TA-6 (qizhongsibian)** 4 pontos ao redor do umbigo com distância de 1 cun.

**Indicação** Diarréia, dismenorréia.

# Ex-TA-7
## zhishi

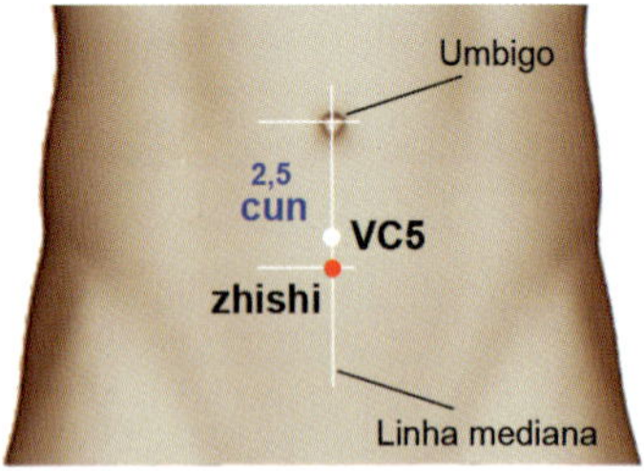


**Ex-TA-7 (zhishi)** Na linha mediana, 0,5 cun abaixo do VC5 (2,5 cun abaixo do umbigo).

**Indicação** Infertilidade, diarréia. (usar moxa).

# Ex-C-1
## dingchuan

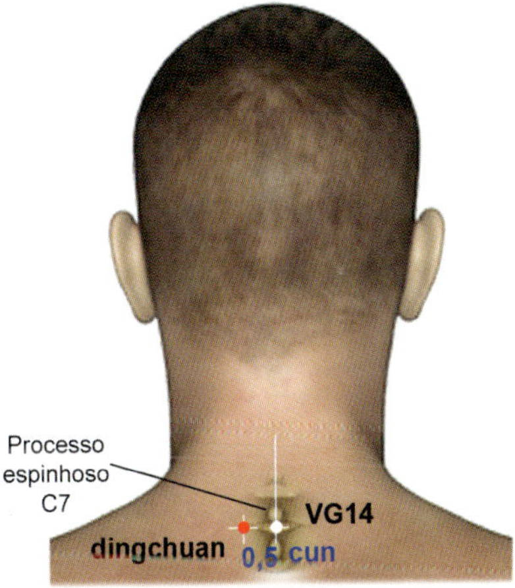


**Ex-C-1 (dingchuan)** 0,5 cun lateral à VG14 (borda inferior do processo espinhoso da C7).

**Indicação** Problemas respiratórios, promove descida do Qi do Pulmão, asma, bronquite, falta de ar, tosse.

# Ex-C-2
## huatuojiaji

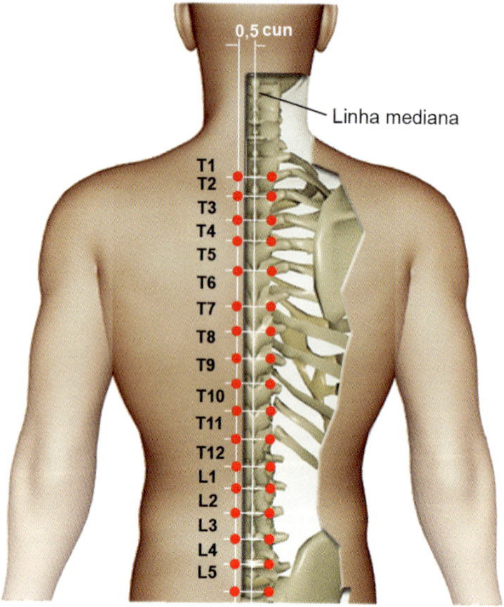


**Ex-C-2 (huatuojiaji)** 0,5 cun bilateralmente à linha mediana nas alturas da borda inferior ao processo espinhoso de cada vértebra torácica e lombar (entre T1 a L5).

**Indicação** Distúrbios da coluna vertebral, neuralgia intercostal, as doenças dos órgãos correspondentes.

# Ex-C-3
## weiwanxiashu

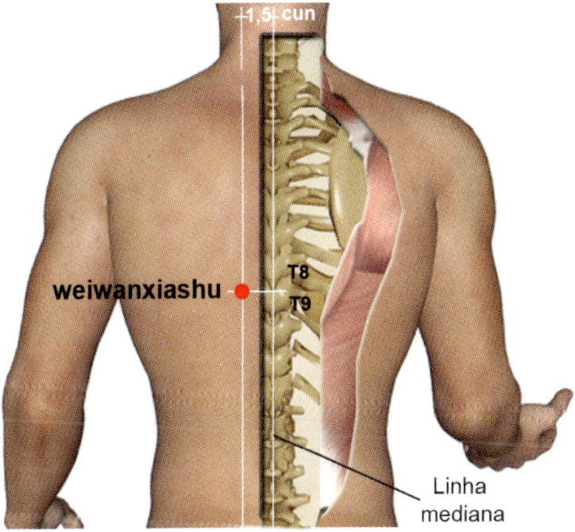


**Ex-C-3 (weiwanxiashu)** 1,5 cun lateral ao processo espinhoso da T8.

**Indicação** Gastrite, úlcera, diabetes mellitus, dor de estômago.

# Ex-C-4
## pigen

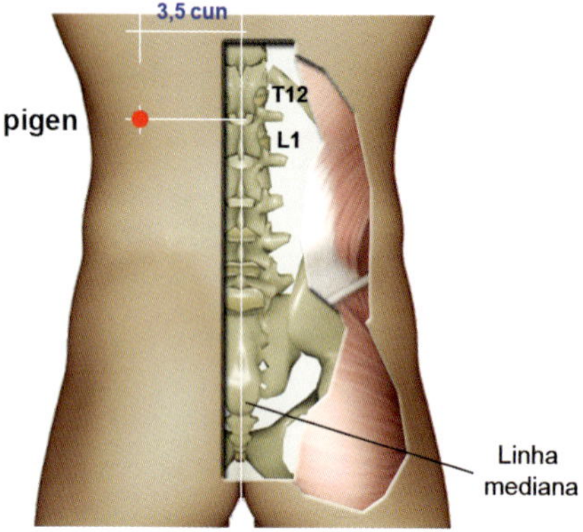


**Ex-C-4 (pigen)** 3,5 cun lateral à linha mediana, na altura da borda inferior do processo espinhoso da L1.

**Indicação** Gastrite, lombalgia, náusea, dor da hérnia inguinal.

# Ex-C-5
## xiajishu

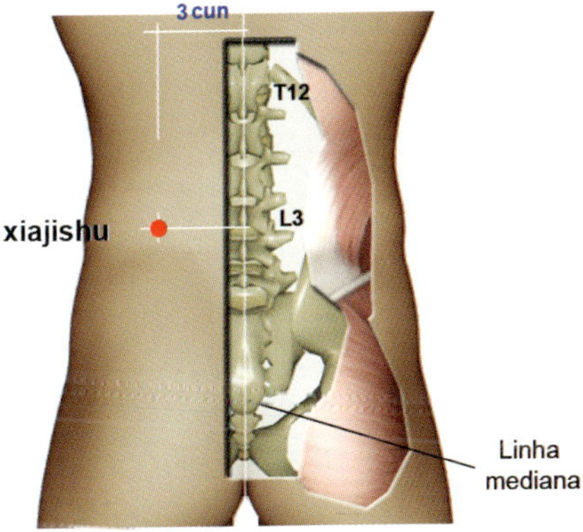


**Ex-C-5 (xiajishu)** 3 cun bilateralmente à linha mediana, na altura da borda inferior do processo espinhoso da L3.

**Indicação** Lombalgia, impotência, doenças urinárias.

# Ex-C-6
## yaoyi

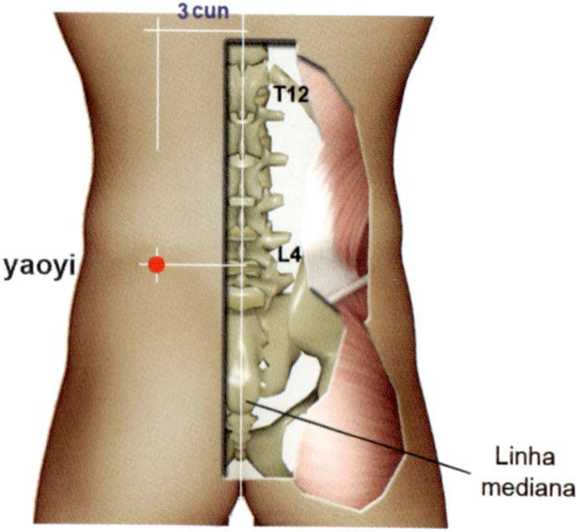


**Ex-C-6 (yaoyi)** 3 cun lateral à linha mediana, na altura da borda inferior do processo espinhoso da L4.

**Indicação** Lombalgia

# Ex-C-7
## yaoyan

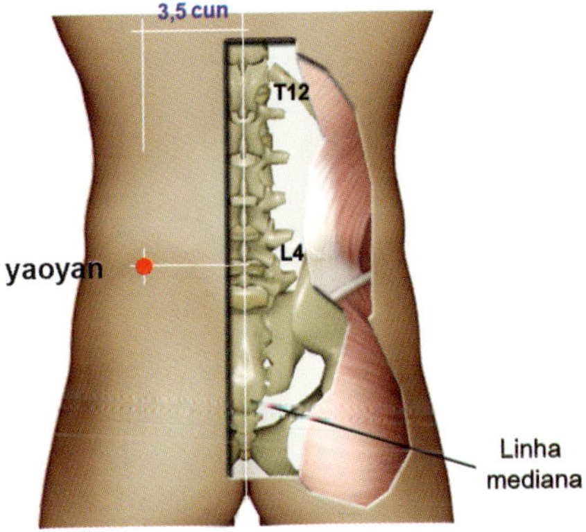


**Ex-C-7 (yaoyan)** 3,5 cun lateral à linha mediana, na altura da borda inferior do processo espinhoso da L4.

**Indicação** Lombalgia, infecção urinária, sacroileíte, problemas ginecológicos.

# Ex-C-8
## shiqizhuixia

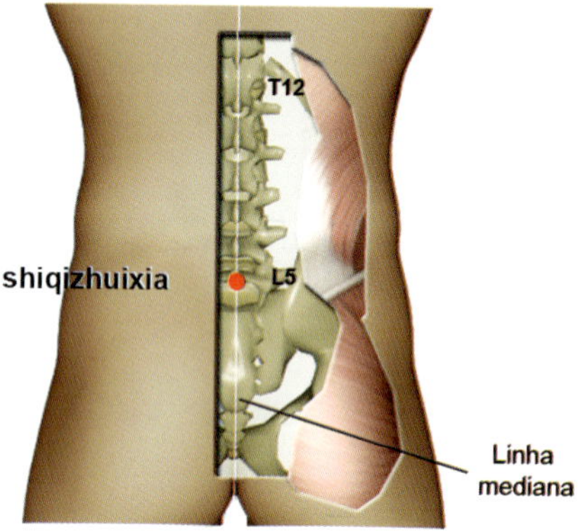


**Ex-C-8 (shiqizhuixia)** Na linha mediana, na altura da borda inferior do processo espinhoso da L5.

**Indicação** Lombalgia, ciatalgia, dismenorréia, disúria, incontinência urinária, dificuldade para parto.

# Ex-C-9
## tunzhong

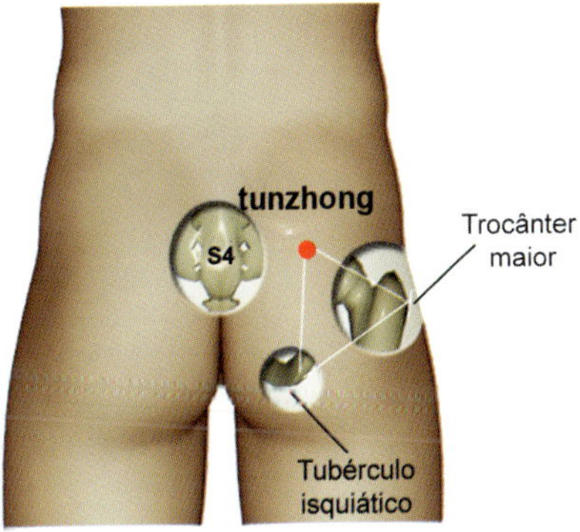


**Ex-C-9 (tunzhong)** Na altura do 4° forame sacral, no ponto mais cranial do triângulo eqüilátero formado com a distância entre o trocânter maior e o tubérculo isquiático.

**Indicação** Ciatalgia, lombalgia, dor na perna, síndrome do piriforme.

# Ex-MS-1
## zhoujian

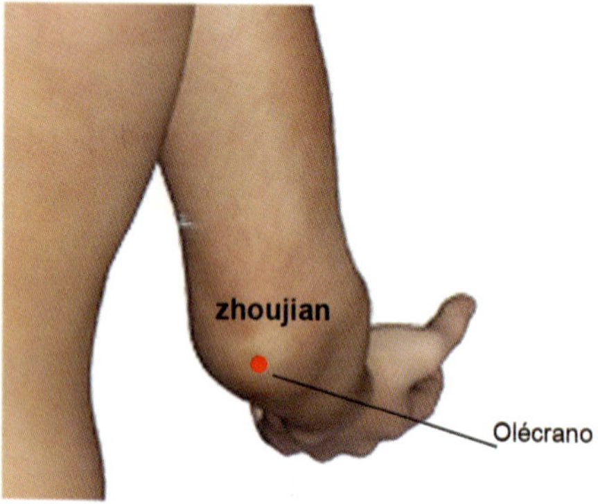


**Ex-MS-1 (zhoujian)** Na ponta do olecrano.
**Indicação** bursite do olecrano.

# Ex-MS-2

## bizhong

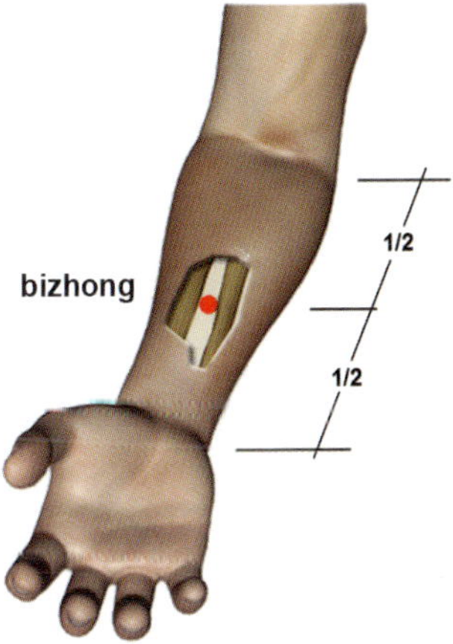


**Ex-MS-2 (bizhong)** No ponto médio entre a linha do punho e a prega do cotovelo.

**Indicação** Dor na mão, dor no antebraço, espasmo, fraqueza nos membros superiores.

# Ex-MS-3
## erbai

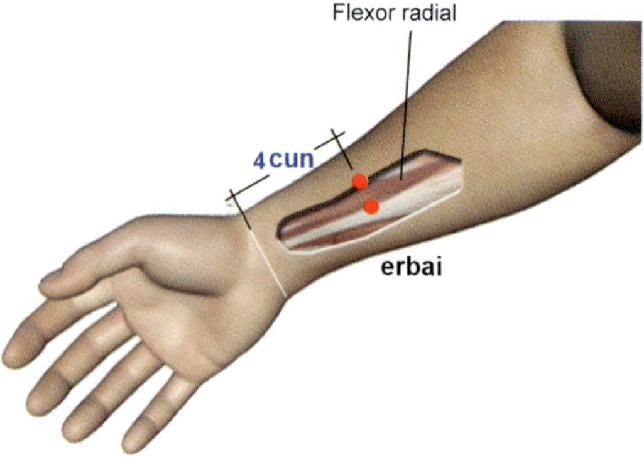


**Ex-MS-3 (erbai)** 4 cun acima da linha do punho, pontos em ambos os lados do tendão do músculo flexor radial do carpo.

**Indicação** Hemorróida, prolapso anal, dor no antebraço.

# Ex-MS-4
## zhongquan

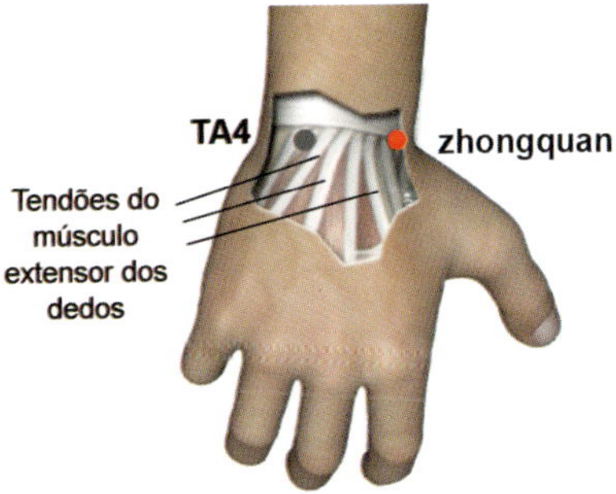


**Ex-MS-4 (zhongquan)** Na prega do punho, no lado radial ao tendão do músculo extensor dos dedos (mesma altura do TA4).

**Indicação** Pressão no tórax, dor abdominal, tosse, asma. Harmoniza fluxo do Qi entre Triplo Aquecedor superior e o médio.

# Ex-MS-5
## zhongkui

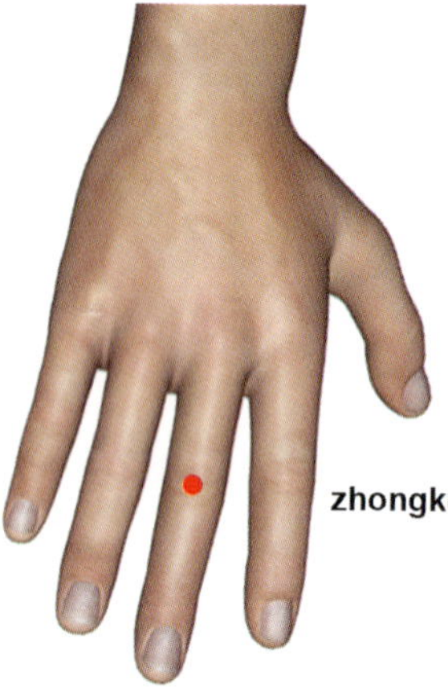


**Ex-MS-5 (zhongkui)** No dorso do dedo médio, no meio da articulação interfalangeana proximal.

**Indicação** Dor de dente, soluço, dor no estômago, náusea, vômito, hemorragia nasal ou na gengiva. (usar moxa)

# Ex-MS-6
## dagukong

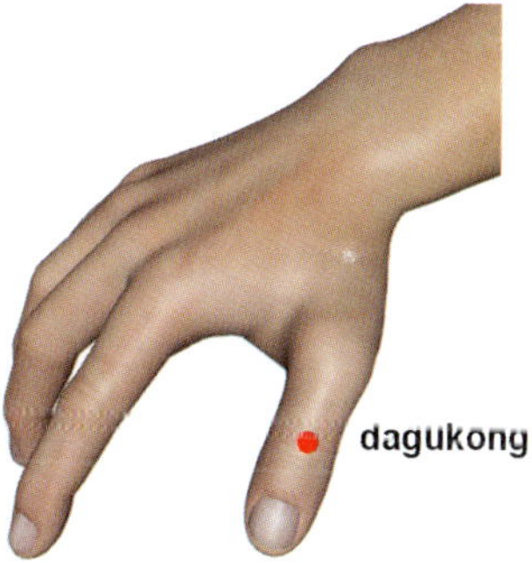


**Ex-MS-6 (dagukong)** No dorso e no meio da articulação interfalangeana do polegar.

**Indicação** Problemas oculares, vômito, diarréia, hemorragia nasal. (usar moxa)

# Ex-MS-7
## xiaogukong

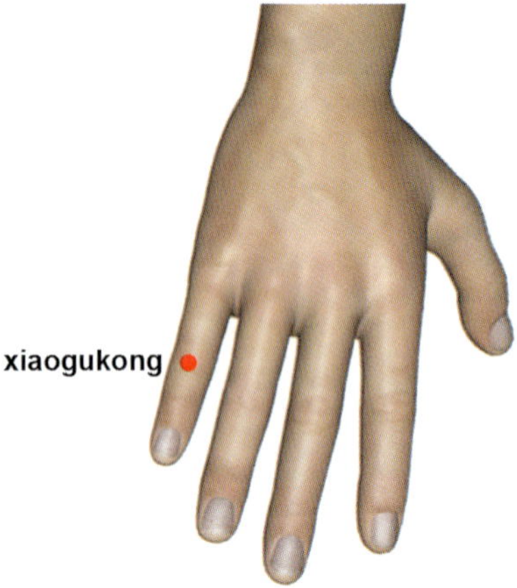


**Ex-MS-7 (xiaogukong)** No dorso e no meio da articulação interfalangeana proximal do dedo mínimo.

**Indicação** Resfria o calor nas articulações, dor de garganta, problemas oculares.

# Ex-MS-8
## yaotongdian

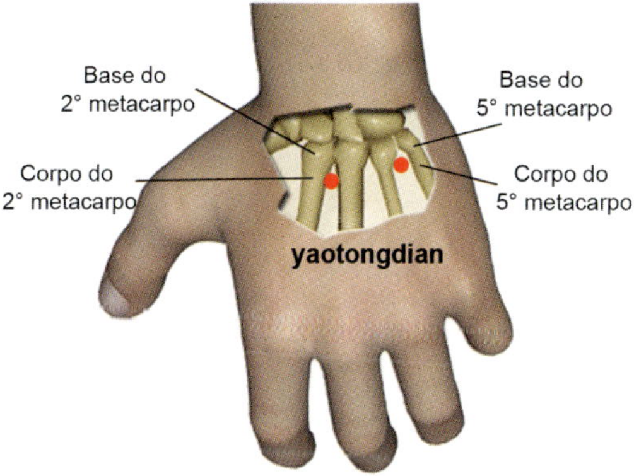


**Ex-MS-8 (yaotongdian)** Dois pontos no dorso da mão. Na transição do corpo para a base entre 2° e 3° metacarpos e 4° e 5° metacarpos.

**Indicação** Lombociatalgia, lombalgia aguda.

# Ex-MS-9
## luozhen

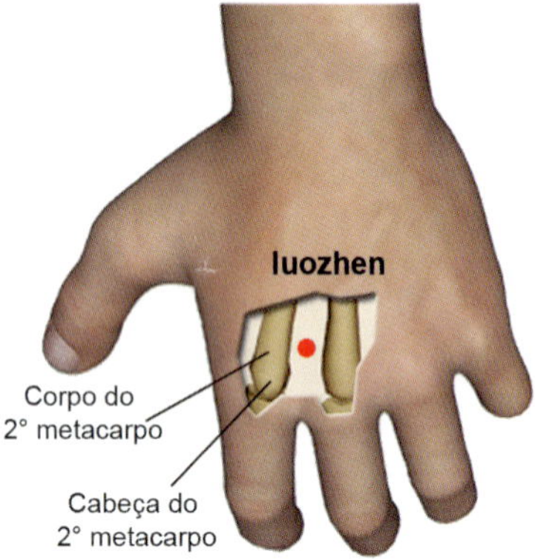


**Ex-MS-9 (luozhen)** No dorso da mão, na transição da cabeça para o corpo entre 2° e 3° metacarpo.

**Indicação** Torcicolo, dor no ombro, dor na garganta.

# Ex-MS-10

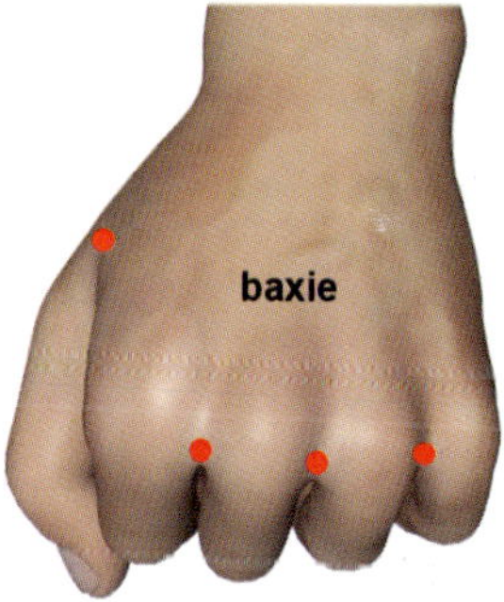


**Ex-MS-10 (baxie)** 4 pontos no dorso da mão, na depressão entre as cabeças metacarpais e o limite das pregas interdigitais.

**Indicação** Dor de dentes, artrite nos dedos, dor de cabeça, inchaço, elimina o vento e a umidade.

# Ex-MS-11
## sifeng

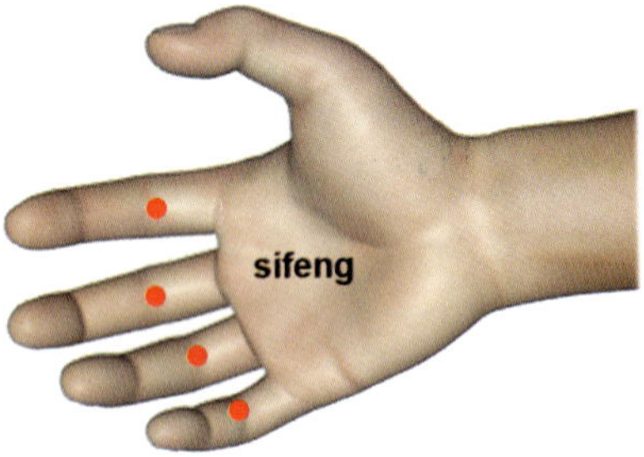


**Ex-MS-11 (sifeng)** Na superfície palmar, no meio das articulações interfalangeanas proximais dos quatro dedos.

**Indicação** Diarréia, soluço, má digestão nas crianças, elimina umidade.

# Ex-MS-12
## shixuan

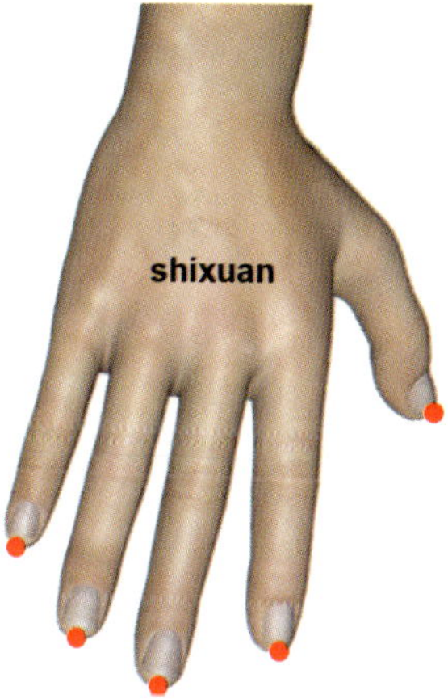


**Ex-MS-12 (shixuan)** Na ponta dos dedos, a cerca de 0,1 cun da unha.

**Indicação** Febre, desmaio, AVC, epilepsia, elimina o calor, insolação, convulsão infantil.

# Ex-MS-13
## jianqian

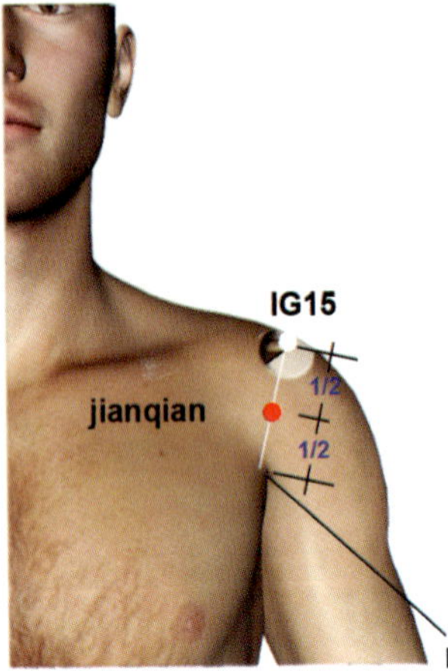


**Ex-MS-13 (jianqian)** No meio da linha imaginária entre IG15 e a extremidade da dobra axilar anterior.

**Indicação** Dor no ombro, ombro congelado.

# Ex-MS-14
## jianhou

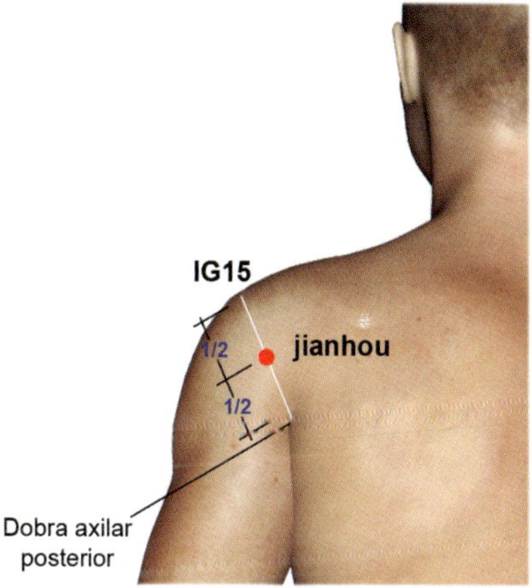


**Ex-MS-14 (jianhou)** No meio da linha imaginária entre IG15 e a extremidade da dobra axilar posterior.

**Indicação** Dor no ombro, ombro congelado.

# Ex-MI-1
## heding

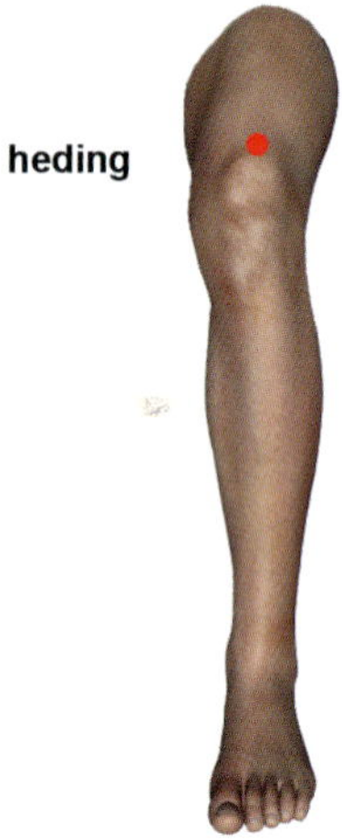


**Ex-MI-1 (heding)** Com o joelho flexionado, na depressão da margem superior da patela.

**Indicação** Dor do joelho, fraqueza na perna.

# Ex-MI-2
## baichongwo

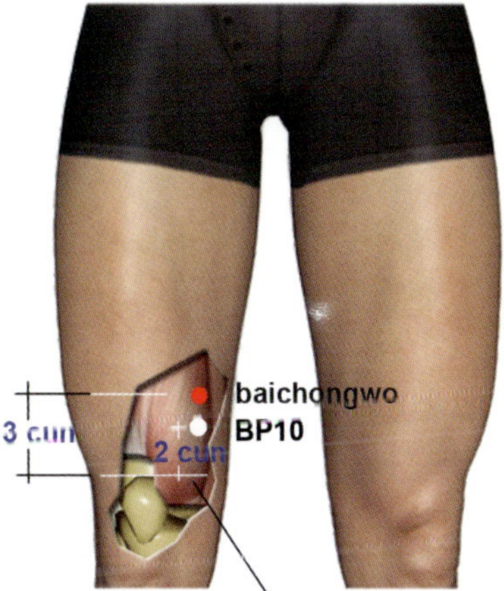


**Ex-MI-2 (baichongwo)** 3 cun acima da margem superior da patela, numa depressão no músculo vasto medial (1 cun acima do BP10).

**Indicação** Doença da pele, alergia, reumatismo.

# Ex-MI-3
## xiyan

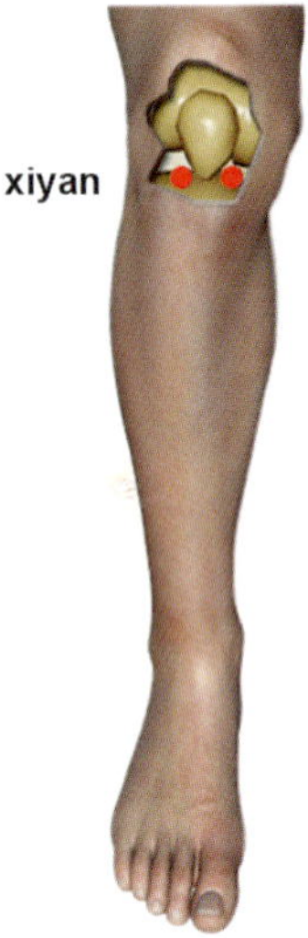


**Ex-MI-3 (xiyan)** Na margem inferior da patela, dois pontos nas fossas laterais ao tendão patelar.

**Indicação** Dor no joelho, artrose do joelho, artrite no joelho.

# Ex-MI-4
## dannangdian

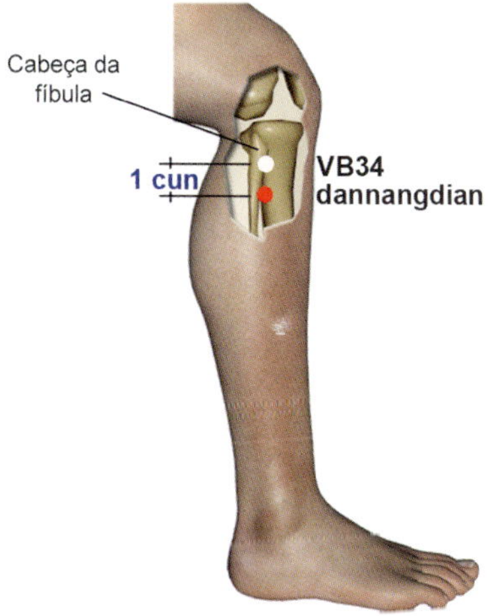


**Ex-MI-4 (dannangdian)** 1 cun abaixo do VB34.

**Indicação** Doenças da vesícula biliar, colecistite aguda e crônica.

# Ex-MI-5
## Ianwei

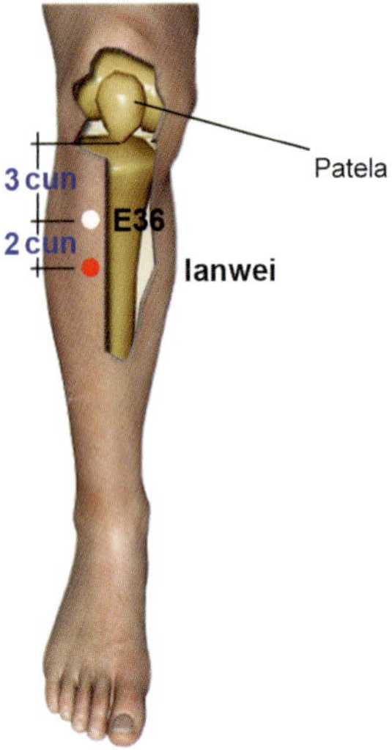


**Ex-MI-5 (Ianwei)** 2 cun abaixo do E36.

**Indicação** Apendicite aguda e crônica, fraqueza na perna.

# Ex-MI-6
## bafeng

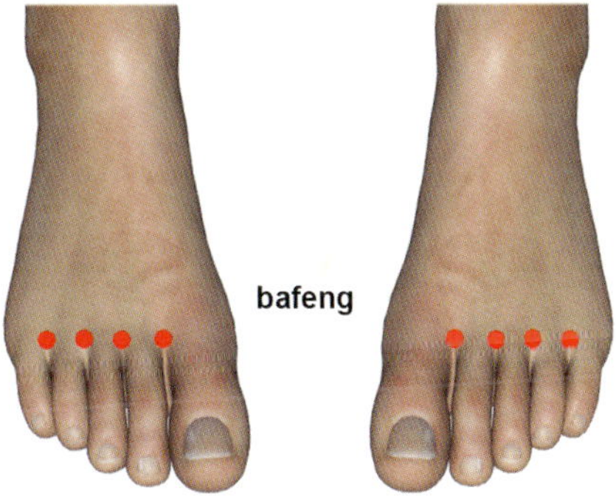


**Ex-MI-6 (bafeng)** 8 pontos no limite entre os digitais nos pés.

**Indicação** Dor de cabeça, problemas no pé.

# Ex-MI-7
## nuishi

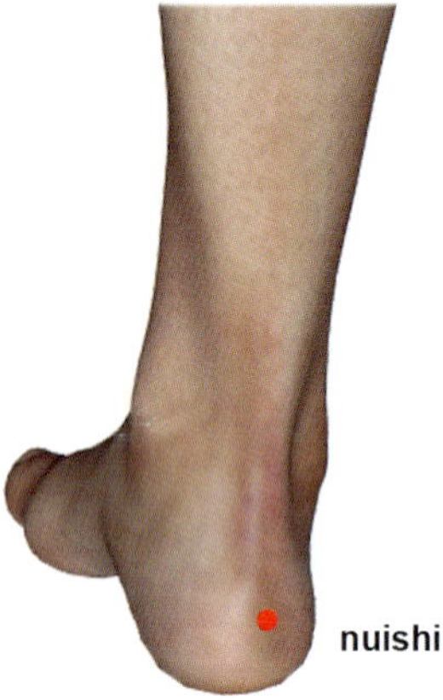


**Ex-MI-7 (nuishi)** No meio do calcâneo na parte posterior do pé.
**Indicação** Problemas na gengiva, dor de dente.

# Ex-MI-8
## huanzhong

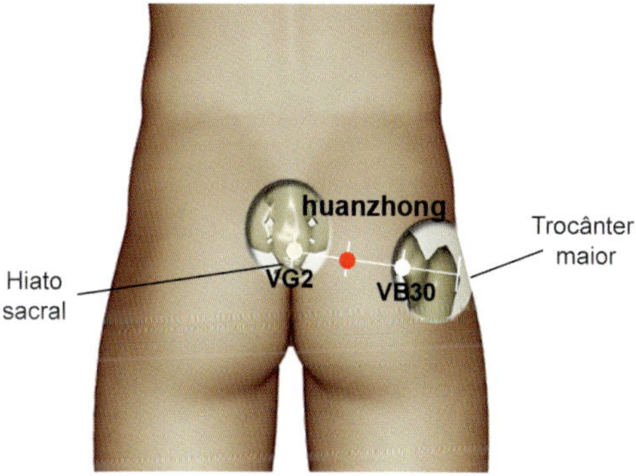


**Ex-MI-8 (huanzhong)** No meio da distância entre VB30 e VG2.
**Indicação** Lombalgia, lombociatalgia, problemas urinária.

# Oito Vasos Extraordinários

Du Mai

Yang Qiao Mai

Ren Mai

Yin Qiao Mai

Chong Mai

Yin Wei Mai

Dai Mai

Yang Wei Mai

# Vasos Extraordinários
## Du Mai

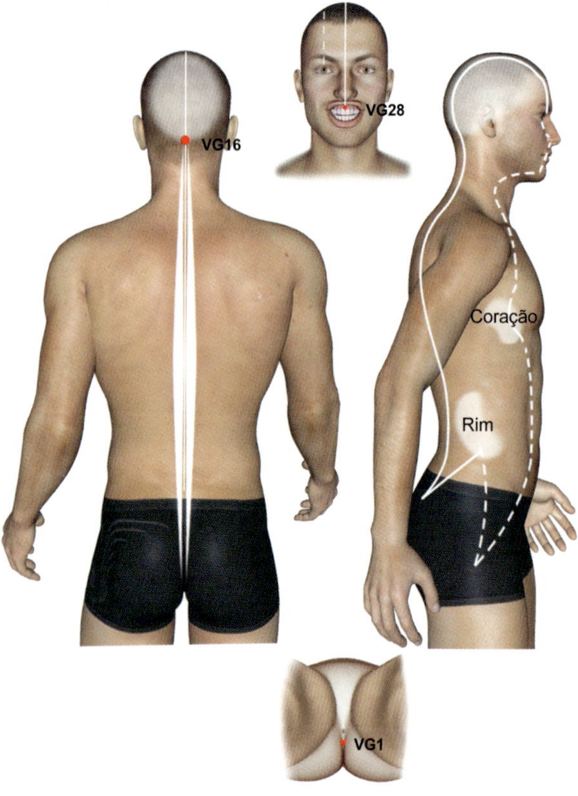

**ABERTURA** **ACOPLAMENTO**

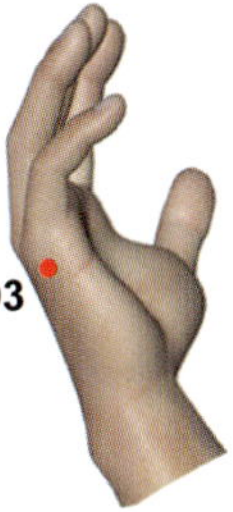


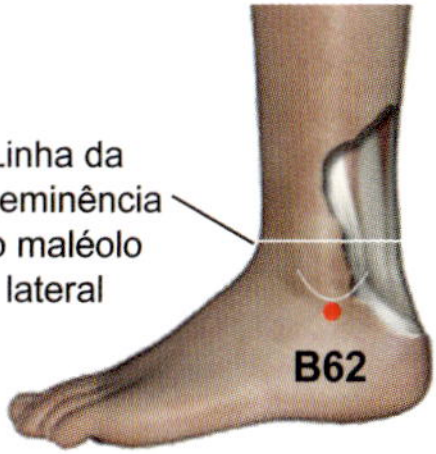


## Atuação no corpo

Costas, coluna vertebral, posterior do pescoço, cabeça

## Indicação

Nutre e fortalece: Coluna vertebral, Rim, Cérebro e Medula. Regula yang do corpo. Elimina vento interno. Expele vento externo.

# Vasos Extraordinários
# Yang Qiao Mai

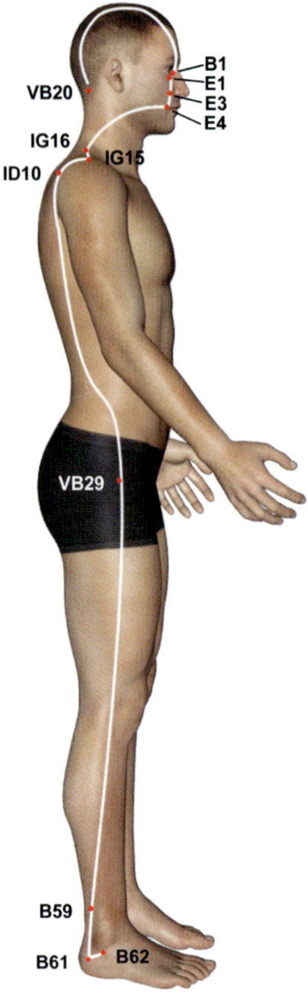

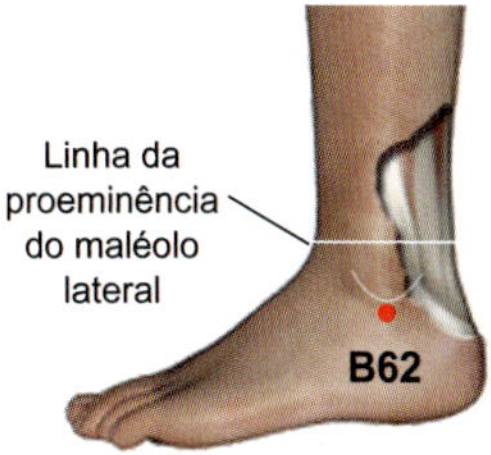


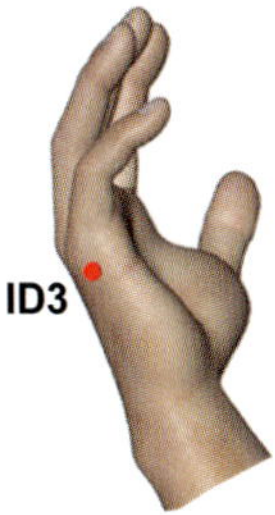


## Atuação no corpo

Lateral da perna, região dorsal, ombro, pescoço, olhos, nuca.

## Indicação

AVC, hemiplegia, paralisia facial, convulsão, epilepsia, espasmo muscular na lateral da perna, lombalgia, dor nos olhos, enxaqueca (topo da cabeça), dor na nuca, insônia, estagnação do yang na cabeça, elimina o vento interno, dor no ombro, rigidez cervical.

# Vasos Extraordinários

## Ren Mai

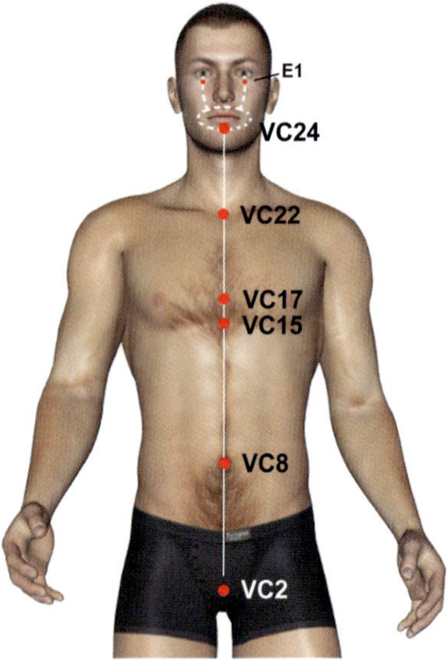


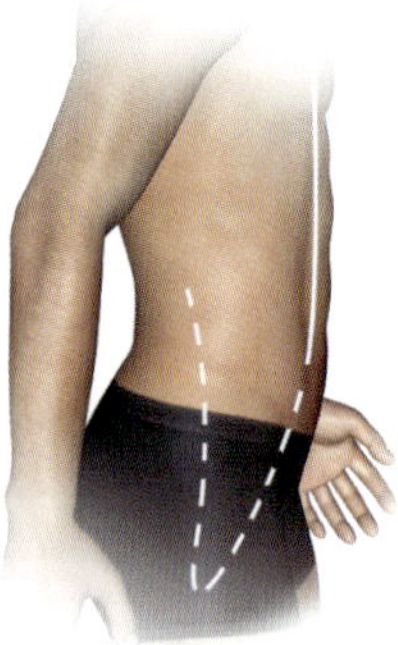

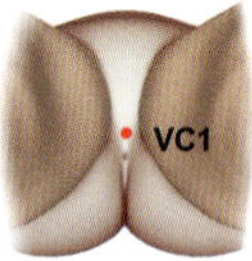

ABERTURA

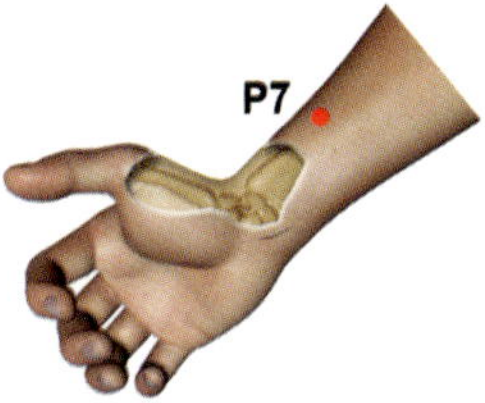


ACOPLAMENTO

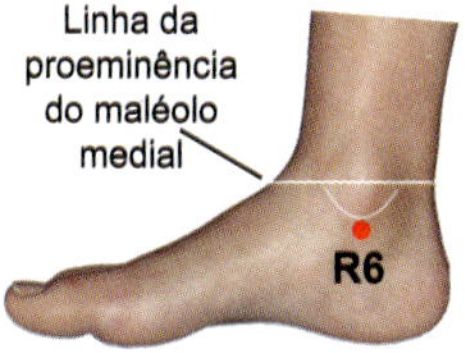


## Atuação no corpo

Órgãos genitais, abdome, tórax, pulmão, garganta, face.

## Indicação

Nutre yin do corpo, problema nos órgãos genitais, regula menstruação, cólica menstrual, infertilidade, gravidez, parto, menopausa (climatério), problema gastrointestinal, problema pulmonar, asma crônica.

# Vasos Extraordinários
# Yin Qiao Mai

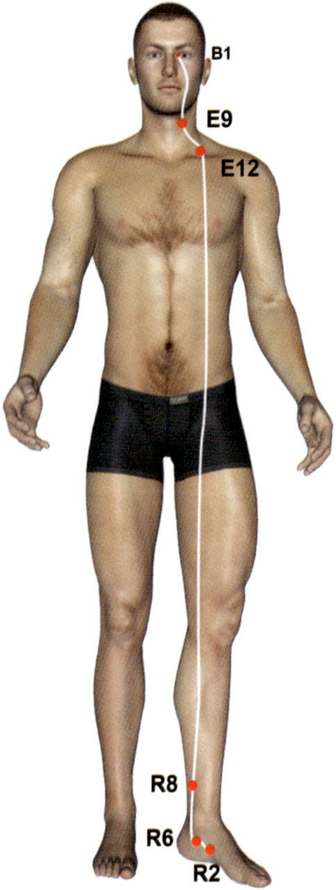

ABERTURA

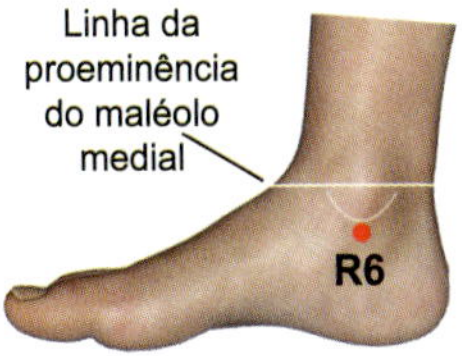


ACOPLAMENTO

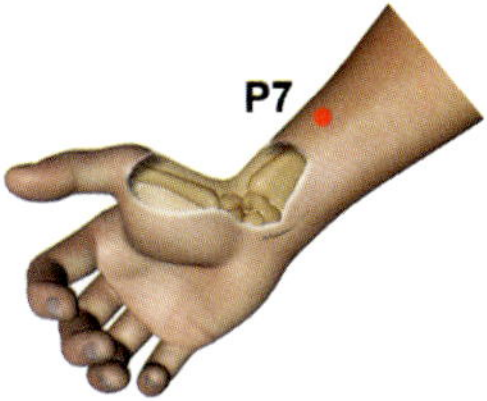


## Atuação no corpo

Abdome, lado medial da perna, olhos.

## Indicação

Espasmo muscular no lado medial das pernas, parto difícil, distensão abdominal (unilateral), problema nos olhos, conjuntivite, distúrbio do sono.

# Vasos Extraordinários
# Chong Mai

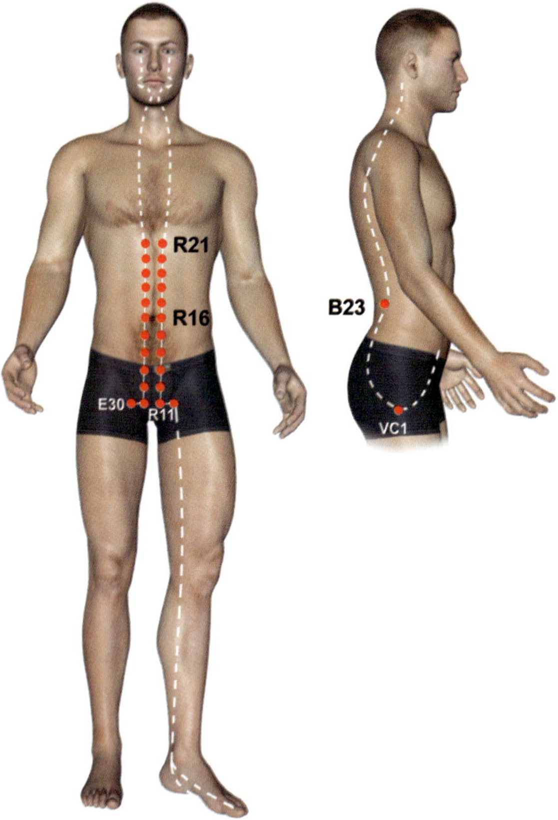

ABERTURA

ACOPLAMENTO

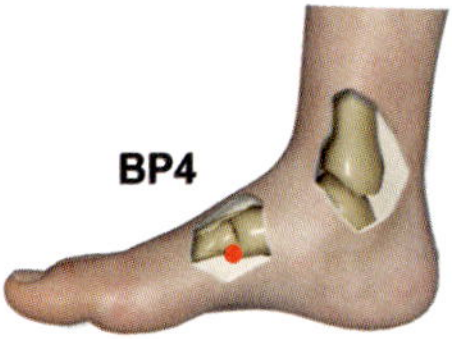


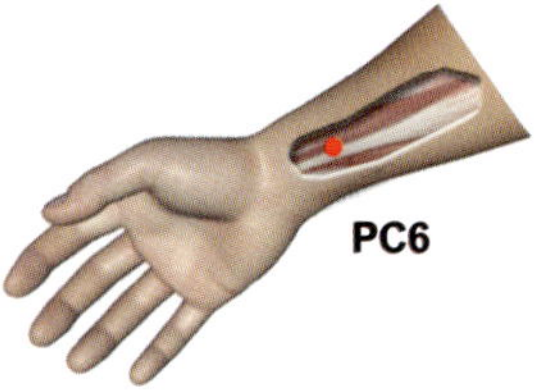


## Atuação no corpo

Pé (medial), medial da perna, útero, abdome, coluna, tórax, estômago, coração, anterior do pescoço, face.

## Indicação

Problema ginecológico, sensação de caroço na garganta, dismenorreia, lombalgia, sindrome inquieta das pernas, retenção urinária, constipação, pressão no tórax, náusea, tontura.

# Vasos Extraordinários
# Yin Wei Mai

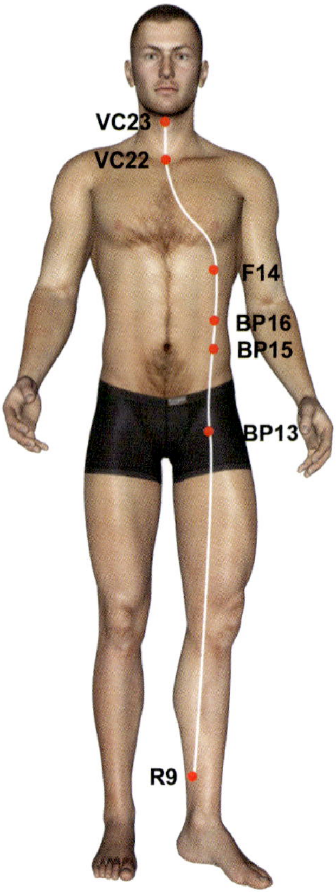

ABERTURA

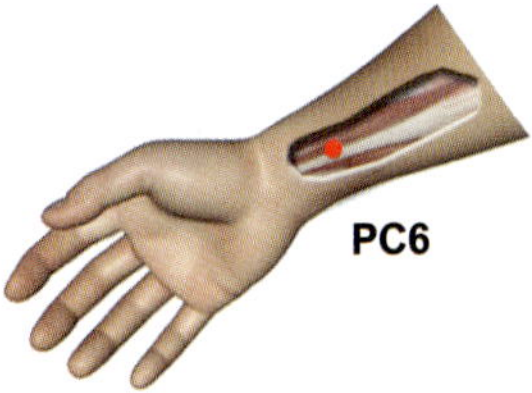


ACOPLAMENTO

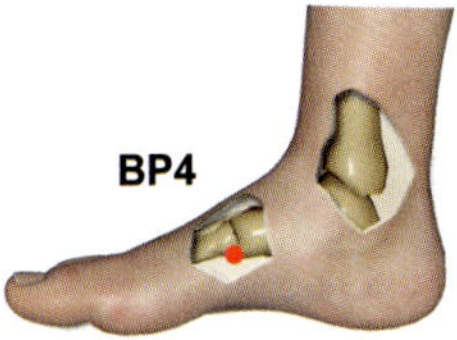


## Atuação no corpo

Tórax, coração.

## Indicação

Deficiência do yin, deficiência do sangue, insônia, ansiedade, depressão, acalma a mente, dor de cabeça (nuca).

# Vasos Extraordinários
## Dai Mai

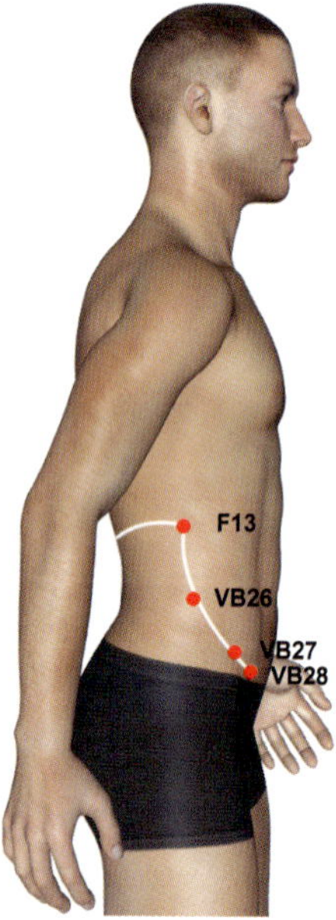

## ABERTURA

VB41

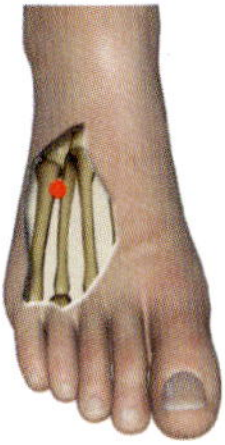

## ACOPLAMENTO

TA5

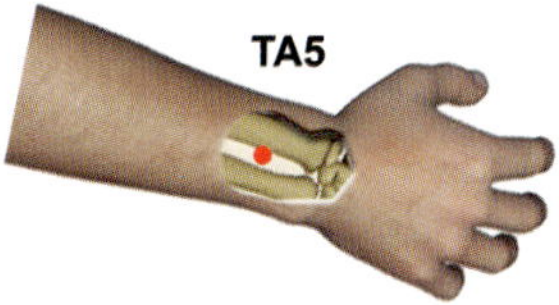

## Atuação no corpo

Órgãos genitais, cintura, quadris.

## Indicação

Distenção abdominal, menstruação irregular, leucorréia, lombalgia, equilibra o fígado e a vesícula biliar, dificuldade urinária, dor no quadril, enxaqueca (temporal).

# Vasos Extraordinários
# Yang Wei Mai

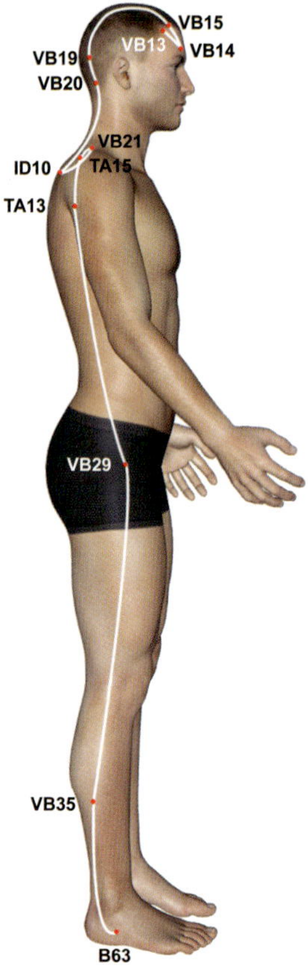

## ABERTURA

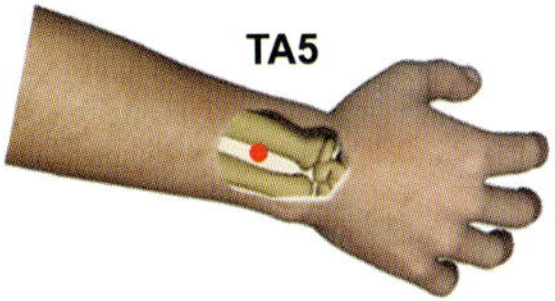


## ACOPLAMENTO

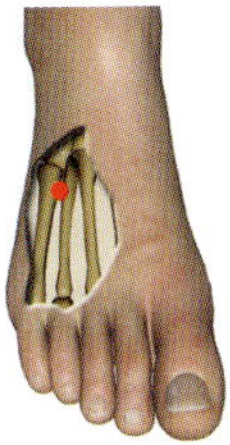


## Atuação no corpo

Lateral: da perna, do corpo, do pescoço. Posterior do ombro e da cabeça.

## Indicação

Febre, calafrio, elimina o vento interior. Dor no lateral do abdome, da perna e do pescoço. Doenças auditivas.

# Koryosoft_CAD4
## Software de Acupuntura

Com o **Koryosoft_CAD4** poderá cadastrar pacientes, criar fichas de atendimentos e agendar seus compromissos.

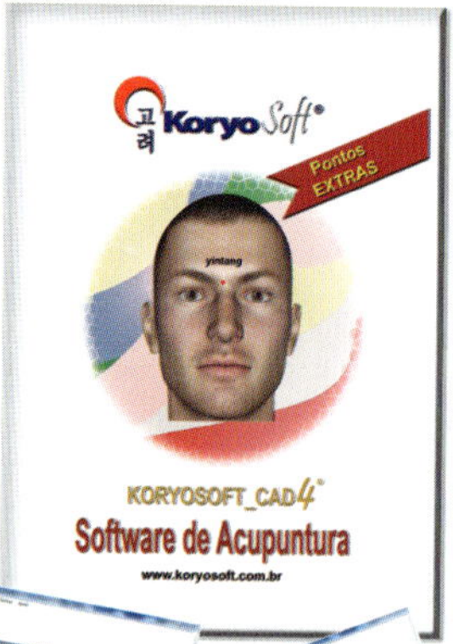


Com o **Koryosoft_CAD4** você identifica a localização exata e as funções de cada ponto de acupuntura.

Com o **Koryosoft_CAD4** você pode buscar e elaborar as combinações de pontos e imprimir para tratar seus pacientes.

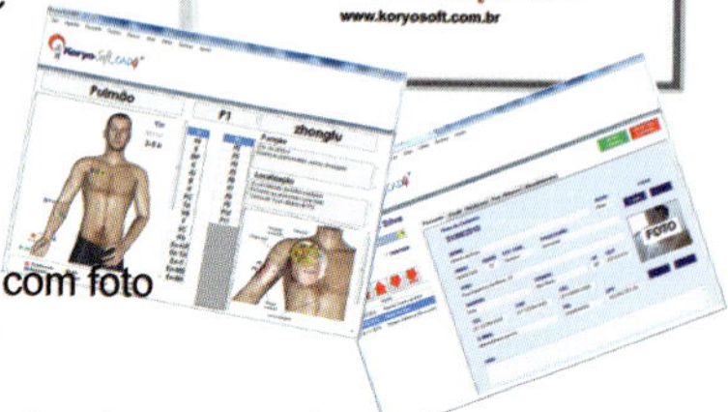


- ☐ AGENDA
- ☐ CADASTRO de pacientes com foto
- ☐ ANAMNESE de pacientes
- ☐ FICHAS de atendimentos
- ☐ BUSCAR e ELABORAR protocolos para cada atendimentos
- ☐ ATLAS de pontos (361 pontos + Principais pontos EXTRAS)
- ☐ ATLAS de medidas, 5 Elementos, Pulsos, Relógio orgânico
- ☐ TABELAS de Tonificação, Sedação, Extras, Yuan, Luo, Xi, He, Hui, 5 Elementos, Shu dorsais
- ☐ EDITOR de banco de dados
- ☐ BUSCA de pontos
- ☐ BLOCO de notas para organizar, salvar e imprimir
- ☐ BACKUP / RESTAURAÇÃO de sistema
- ☐ SISTEMA de SENHA para proteção

**Maiores informações:** www.koryosoft.com.br

# Koryosoft_AURICULO
## Software de Acupuntura

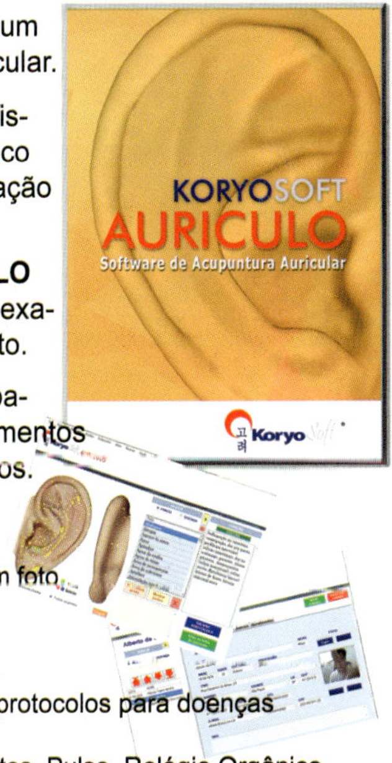


O **Koryosoft_AURICULO** é um software de acupuntura auricular.

Pode ser utilizado pelos profissionais e também, pelo público em geral visto que sua utilização é bem simples.

Com o **Koryosoft_AURICULO** você identifica a localização exata e as funções de cada ponto.

Também, poderá cadastrar pacientes, criar ficha de atendimentos e agendar seus compromissos.

- ☐ AGENDA
- ☐ CADASTRO de pacientes com foto
- ☐ ANAMNESE
- ☐ FICHAS de atendimentos
- ☐ BUSCA de pontos auriculares
- ☐ BUSCA e ELABORAÇÃO de protocolos para doenças
- ☐ ATLAS chinesa
- ☐ ATLAS de medidas, 5 elementos, Pulso, Relógio Orgânico
- ☐ EDITOR de banco de dados
- ☐ BLOCO de notas para organizar, salvar e imprimir
- ☐ BACKUP / RESTAURAÇÃO de sistema
- ☐ SISTEMA de SENHA para proteção

**Maiores informações:** www.koryosoft.com.br